2分でできる 子どもの メンタルヘルス チェックシート

香川県公立高校教諭・臨床心理士
岡田倫代 編著

児童精神科医
中土井芳弘・

公衆衛生医・産業医
藤川愛 著

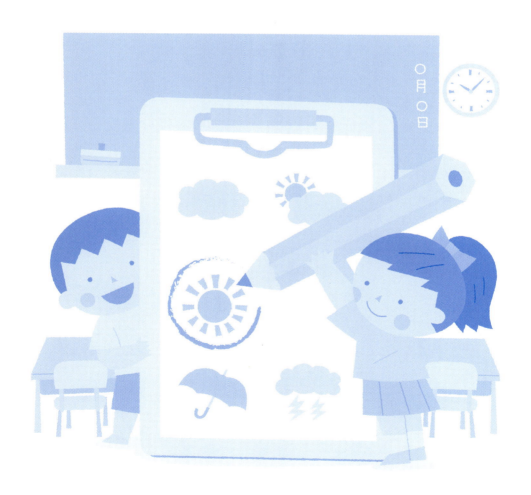

学事出版

2分でできる
子どものメンタルヘルス
チェックシート ●●●●●●● もくじ

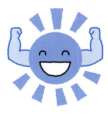

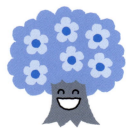

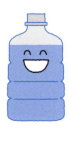

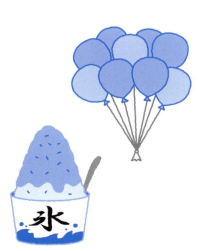

● はじめに

　日々、子どもたちのことを思い、心も身体もすくすくと育って欲しいと努力しておられる先生方へ、私たちが何か一緒にできることはないだろうか、その思いから、このワークシートを作りました。

　「私は、目の前にいる子どもたちのことは、全部わかっている」そう思われておられる先生、本当にすべておわかりでしょうか。意外と子どもたちには、先生方には見せていない隠された気持ちがあり、子どもたち自身も、自分の気持ちがどうなのか、きちんとわかっていなかったりするのではないでしょうか。その結果、お互いに、訳がわからないまま、モヤモヤしてしまうことになってしまいます。

　子どもたちの隠れた気持ちの中には、「寂しい（相手との接し方がわからない）自信がない（自己肯定感の低さ）認められたい（自己有用感のなさ）」などがあるのですが、それが形を変えて表現されている場合がたくさんあります。まず、このワークシートを作った理由からご説明します。

　理由は、以下の2つからです。

理由1	教師は、子どもの気持ちをきちんと把握できていないかもしれない
	教師の子どもの見立てが、実は間違っているかもしれない

　以下の図は、小学生及び中学生の主観的健康感の調査結果を示しています。「あなたの現在の健康状態はいかがですか？」という質問文を「今日の気持ちのお天気は？」という質問文に代えて、「1. よい（ぴかはれ）、2. まあよい（はれ）、3. ふつう（はれときどきくもり）、4. あまりよくない（あめ）、5. よくない（あらし）」という選択肢を用意しました（図1）。主観的健康感とは、各人が設定する健康目標に対する相対的な健康状態のことです。欧米だけでなく我が国でも、この指標を用いて、生命予後や疾病発生の予測がなされています。

　本調査の目的は、児童・生徒の主観的健康感を調査することにより、児童・生徒自身が客観的に自分自身を見つめ、自己の状態を把握出来るだけでなく、担任教師や養護教諭にとっても、ハイリスク児の把握ができることです。特に低学年の子どもは、自分の気持ちを上手に説明することができないようです。気持ちをお天気で表すことにより、子ども自身も自分の気持ちを表しやすくなり、教師も子どもの気持ちを把握しやすくなると考えました。本調査は、小学校・中学校及び高等学校でのアンケート予備調査を実施したうえで、事前にデータ収集施設のＡ市の倫理委員会の承認を得て実施しています。

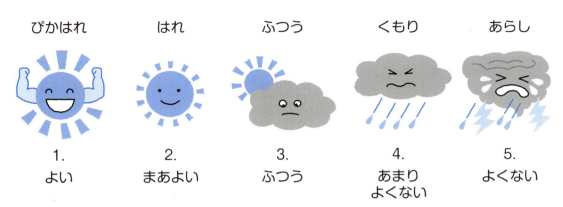

ぴかはれ　　　　はれ　　　　ふつう　　　　くもり　　　　あらし

1.
よい

2.
まあよい

3.
ふつう

4.
あまり
よくない

5.
よくない

■ 図1　主観的健康感を示した気持ちのお天気

　調査対象は、A市の小学校3校（1年生から6年生）及び中学校2校（1年生から3年生）です。その結果、小学校低学年の子どもは、主観的健康感が高く、小学校高学年、中学校に上がるにつれて低くなる傾向にありました。詳しく分析すると、小学校男女間及び中学校男女間での有意差は認められませんでした（図2）。

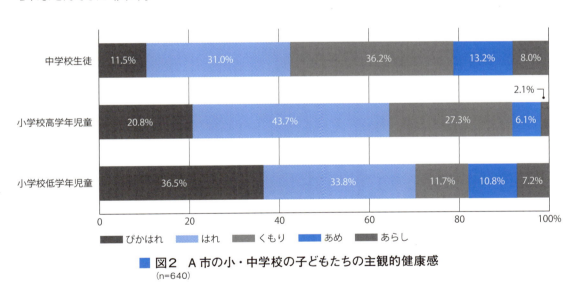

中学校生徒　11.5%　31.0%　36.2%　13.2%　8.0%

小学校高学年児童　20.8%　43.7%　27.3%　6.1%　2.1%

小学校低学年児童　36.5%　33.8%　11.7%　10.8%　7.2%

ぴかはれ　はれ　くもり　あめ　あらし

■ 図2　A市の小・中学校の子どもたちの主観的健康感
（n=640）

　また、担任の先生方が見ている子どもの心の状態と、子ども自身の心の状態は、必ずしも一致していないことがわかりました（図3）。すなわち先生方の見立てが、間違っているかもしれないということになります。見立てが間違うと、対応も間違ってしまいます。そして、その子どもの心の裏に、もしかしたら治療が必要とされる病気が潜んでいるかもしれません。その場合は、早急な対応が必要になります。

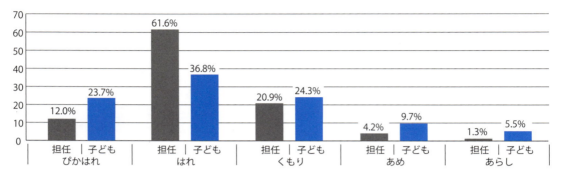

■ 図3　A市の小中学校の担任から見た子どもたちの健康感と子どもたちの主観的健康感
(n=640 児童・生徒 n=24 クラス担任)

さらに子どもたちが、それぞれのお天気を選んだ理由ですが、以下のような結果になりました。

●主観的健康感5「ぴかはれ」理由

　友だちがいっぱいいる、友だちがやさしく学校が楽しい、友だちみんなと遊べる、いつも学校に来るのが楽しい、勉強がよくわかる、いろいろなことに挑戦できる、給食がおいしい、元気いっぱい、全て楽しい、など。

●主観的健康感4「はれ」理由

　友だちと話ができる、楽しくて友だちと遊んでいる、毎日が楽しい、いいことがあった、学校に来るのが楽しい、調子が良い、友だちとよく遊んでいる、など。

●主観的健康感3「くもり」理由

　たまに楽しいときと悲しいときがある、少し悩みがある、ずっとだるいが普通、良いことも悪いこともない、友だちにたまにいじめられる、落ち着いている、など。

●主観的健康感2「あめ」理由

　友だちに悪口や嫌なことを言われる、いつもいじめられている、家でけんかをした、授業中にぼ〜っとしたりする、だれも相手にしてくれない、「遊ぼう」と言っても無視された、だるくて元気がない、毎日頭痛腹痛がある、うまくいかない自分がいやになる、勉強が大変、など。

●主観的健康感1「あらし」理由

　たたかれたり嫌がらせをされたりする、父母の仲が悪く私に八つ当たりする、ウンが悪い、楽しくない、いつもそんなにいいことがない、友だちが悪口を言ってくる、頭が痛い、ひとりぼっち、嫌なことを言う人がいっぱいいる、宿題を忘れて昼休みもない、勉強がとても大変、など

　原因を分析すると、自分の体調や家族のことも書かれていますが、どの段階にも共通しているのが「友だち」のことでした。そこで、友だちとの関係づくりのためのコミュニケーションを円滑にできるワークシートや、教師が子どもを見立て、支援するためのフローチャートも作りましたので、ご活用いただければと思います。

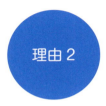 **理由2**　教師のよかれと思った対応方法が、実は間違っているかもしれない　教師が、ひとりで頑張りすぎているかもしれない

次の2つのエピソードをご覧ください。

反抗的な態度をとるようになったBさんへの対応から……

　小学校5年生の男児Bさんは、最近母親の言うことをきかず反抗ばかりしています。何か注意するとイライラし、大好きで大切にしていたゲーム機さえ投げつけたり暴言を吐いたりしていました。「宿題はちゃんとしたの?」などと言うと、「うるさいんだよ! 頭、痛いなぁ!」と吐き捨てるように言い放ち、落ち着きなくウロウロしてしまいます。以前は、学校から帰ったら、テキパキと宿題を片付け、近所の友だちと遊びに出かけていました。ところが、最近は宿題もせずに、家でダラダラし「面倒くさい」を連発する毎日です。特に集中力がなく、性格が変わってしまったみたいに母親と口をきかなくなりました。仲の良かった友だちとも、ケンカでもしたのか、あまり遊びに出かける様子もないようです。食欲だけは大盛で、体重はどんどん増えてきました。睡眠も十分すぎるくらいで、食後すぐに泥のように眠ってしまい、朝は、なかなか起きてくれません。母親は、自分の育て方が悪かったのだろうかと悩んでいました。

　母親は、担任に相談しました。担任は、熱心に母親の話を聞き、「それは、反抗期もあるのかもしれませんが、ただ単にお母さんに甘えていますね! 放っておいたら、ますますわがままになってしまいます。私から厳しく指導しましょう」と言い、早速Bさんに説諭しました。「わかったかな。お母さんの言いつけを守らなければならないよ。君はもう5年生なのだから、わかるよね! これは、だれのためでもない、君のために言っているんだからね」と。Bさんは、担任の先生に反抗するわけでもなく、ひたすら黙って聞いていました。担任は、「私が厳しく指導しましたが、ちゃんと聞いてくれました。Bさんは、よくわかってくれたので、大丈夫です。また家で様子をみてください」と、その指導の状況を母親に伝えました。母親は、担任に感謝し、家で様子をみることにしました。しかし1カ月経っても、Bさんは、相変わらずダラダラとした毎日を過ごしていました。朝、学校にも行かなくなり、ついに自室から出てこなくなりました。食欲もなくなってしまいました。Bさんの状態に改善がみられなくなり心配になった母親は、ついに病院を受診しました。

いかがでしょうか？

担任の先生は、何もまずい対応はされていません。しかしながら……

実はBさんは、「うつ病」だったのです。
すぐに薬物療法が開始され、徐々に回復しつつあります。

ふつう、うつ病は、好きなことにもやる気がおきず、いつも元気がないと思われがちです。また日内変動といって、朝は調子が悪いのですが、夕方になれば少し楽になるという時間帯での変化がみられます。さらに寝つきが悪く、布団に入ってもなかなか眠れず、朝早く起きてしまうという慢性の睡眠不足になったりします。食欲が落ち、痩せて体重も減ります。頭の回転が鈍るので日ごろできていたことができなくなり自分に自信がなくなります。

ところがBさんの場合は、母親に暴言を吐き、ものを投げるなど反抗的な態度なので、元気があると勘違いされました。しかしBさんは、自分が大切にしていたゲーム機を投げつけています。そのときのBさんは、好きだったゲームさえやる気が失せていたのです（興味・関心の減退）。夕方ごろから、イライラした気分に支配され集中力が散漫になり、時には感情が高ぶって自分でどうしていいかわからなくなり、激しい感情を母親にぶつけてしまったのです（集中力の低下、気分・感情の障害）。さらに食べることで自分の気持ちを紛らわし、発作的に過食傾向に陥ってしまいました。体重が増え、疲労感も通り越して過眠に至りました。

もともと人からどう見られるかを気にして「良い子」だったBさんは、担任の先生の厳しい指導を受け、先生にわかってもらえなかった気持ち以上に、逆に先生に拒絶されたと感じて不登校という現象を起こしてしまったようです。

「児童期青年期のうつ病は、成人期のうつ病と病態は同一視ではなく、抑うつ気分ではなく、『いらいらとした気分もありえる』とされている。症状レベルにおいては、抑うつ気分よりも焦燥が全景に立ち、また、食欲低下よりも過食を伴ったり、早朝覚醒や中途覚醒よりも過眠を来したりすることが少なくない。頭痛や腹痛などの身体症状が認められたり、易怒的または反抗的な態度などの外在化症状、対人不安、不登校、家庭内暴力などの多彩な問題を伴いやすい」と述べられています（岡田俊, 2014, 特集：DSM－5　児童精神科領域はどう変わったのか？変わるのか？－ Bipolar and Related Disorders, Depressive Disorders 極性障害および関連障害群と抑うつ障害群 児童青年精神医学とその近接領域 Vol.55 No. 5 pp.551-556)。

では、どのような対応が適切だったのでしょうか？

　まず、「子どものうつ」について知ることです。しかし、教師は、精神科医ではなく、臨床心理士や保健師でもありません。したがって、だれかに相談することが大切です。または、何かの指標が必要になります。そのためにフローチャート（本書17ページ）を用意しましたので活用いただけたらと思います。また、子どものうつ病など、それぞれ呈している症状の裏に潜んでいるかもしれない心の病について第3章に記述しています

エピソード 2　リストカットを繰り返すCさんへの対応から……

　中学校2年生女子生徒Cさんは、イライラしては手首を切っていました。友だちとケンカしたとき、テストの点数が下がったとき、先生に叱られたときなど、手首を切って精神の安定を保っていました。母親は、見て見ぬふりをしていましたが、さすがに心配になり担任に相談しました。担任は驚いた様子で、早急にCさんにリストカット（以下、リスカ）をやめるように話をしてみると言いました。

　次の日の放課後、担任はCさんを別室に呼び、「あのね……あなたがリスカをしているって聞いたんだけど本当なの？　何があったのか、話を聞きたいんだけど……」と切り出しました。しかし、Cさんは「え？　大丈夫ですよ。リスカなんて……。放っておいてもらえますか……」と、それ以上何も答えませんでした。そこで、担任が「実はね、あなたのお母さんから聞きました。お母さんもとても心配しているよ。だから、わざわざ私のところに相談に来たんです……だから、もうリスカはしないと約束してくれないかな？」と言いました。するとCさんは、「母から聞いたんですか……。でも、母は心配なんてしていませんよ！　リスカを見ても何も言いません。だから放っておいてもらえますか。私は、先生には何の迷惑もかけてないし、実際、先生には関係のない話でしょ！」と声を荒げて言いました。担任は「そんなことない、関係あるでしょ！あなたは私の生徒なのだから……。むやみに自分の身体を傷つけてはいけません。そんなことしたって、だれも喜びませんよ。せっかくお母さんからもらった身体なのだから、自分で傷つけるなんてこと絶対にしてはいけません。あなたは、命の大切さがわかっていない。もっと自分を大切にしないといけません。だから、もう絶対にリスカなんてしないで！　お願いだから私と約束してちょうだい。私は、あなたのことを信じてるから……」と必死で思いの丈を述べました。担任は、これでCさんは、きっとわかってくれたと思いました。

　ところが、Cさんは、その夜、深くリスカして病院に運ばれました。病院のカウンセラーから「Cさんは、実は自殺まで考えてしまうほど心が疲労困憊していた」ということを告げられました。

では、どのような対応が適切だったのでしょうか？

　まず、リストカット（以下、リスカ）を見て驚いたり、見て見ぬ振りをしたりすることはNGです。リスカは「だれかへのアピール行為」とか「気をひくために」していると思われがちですが、そうではありません。「命を大切にする」「自分の身体を傷つけない」などの一般論も意味がありません。また、「絶対にリスカしないと約束して」や「私のためにやめると約束して」などは、Cさんにとって過度の負担になり、ますます罪悪感に囚われてしまいます。リスカを止めるというできない約束をさせられると、Cさんは二度と正直に「しんどい」や「死にたい」という気持ちを言えなくなる可能性が出てきます。それはこちら側の心配を優先させ、こちら側が安心したいための約束でしかないのです。その約束は、結果的にCさんを追い詰めて孤立させてしまうことになるのです。

　Cさんは、時に自分でもわからず、どうしようもない自分の思いをだれかにわかってほしかっただけなのです。でも、だれもわかってくれるわけがないと落ち込んで自分の手首を切り、血を流して、何とかしんどくて不安な気持ちを自分の血と一緒に外に出そうとしたのです。

　子どものリスカに対しては、ある程度冷静にとらえて、リスカそのものにではなく、血を流しているその子の心の声に耳を傾けることがポイントなのです。

　ご存じのように、子どもたちは、成長するにしたがって、対大人とのコミュニケーションから、対子ども、すなわち友だちとのコミュニケーションを求めるようになります。そして、「悩みや心配ごとなど問題を持ったとき彼らが助けを求めることが一番多い相手は、自分の友だちであるということ」が明らかになっています。同年代の友だちとの親しく近密な関係は、さまざまなストレス下での悪影響から、子ども自身を守ってくれるものですが、価値観が多様化している今日では、仲間に相談したり助けを求めたりする術がわからず、だれにも相談できない子どもたちが増えてきています。時に自分自身の気持ちもわからなくなってしまい衝動的な行動に至る子どももいるのです。

　したがって、まず、子どもの自分自身への「気づき」と、友だちの状態への「気づき」、次に友だちへの「声かけ」が大切になります。それらがスムーズにいくと、すれ違いや誤解がなくなり、自然と問題解決に向かうようになるのです。

　以上のことから、第1章と第2章に分けて「気持ち」と「声かけ」のワークシートを用意しました。また先生方が子どもを見立て適切に支援するためのフローチャートを用意しました。さらに第3章では、もしかしたら、子どもが呈しているその症状の裏に潜んでいるかもしれない心の病について、わかりやすく説明しました。

第1章 気持ちチェックをしてみよう

　それぞれのシートは、すべて左ページが子ども用、右ページが教師用の両面見開きで作成しています。それぞれ以下の3部構成で成り立っています。まず1．2分間 気持ちチェックシートだけ、2．声かけチェックシートだけ、3．演習シートだけ　の使用も可能です。

1．2分間 気持ちチェックシート（子ども用・教師用）
今の自分の気持ちがどんな状態なのかについて、きちんと把握して自己分析できるようにするシートです。また、教師も一目で子どもの心の状態を把握できます。

2．声かけチェックシート（子ども用・教師用）
自分がかけてもらって心地良い言葉を、相手のことを思ってタイミング良く相手にかけてあげられるようにできるシートです。ソーシャルスキルトレーニングの要素も入れています。

3．演習シート（子ども用・教師用）
お友だちの気持ちに共感すること、そしてその理由をよく理解して、お友だちの立場に立って一緒に喜んだり悩んだり、お互いの気持ちを共有できるようにするシートです。

　1．の「2分間 気持ちチェックシート（子ども用・教師用）」は、スポット的に使用しても、以下のそれぞれのバリエーションで毎日使用してもかまいません。スポット的に使用する場合は、「○○日くらい続いている」というところが、ポイントになります。例えば、主観的健康感4（あまりよくない）とか、5（よくない）の状態が2週間以上続いていると、「抑うつ」を疑います。早めに医療機関につないだほうがいいわけです。バリエーションを変えて毎日使用した場合、子どもによって「今日は4（あまりよくない）、次の日は2（はれ）」などと、コロコロ変わったり、ずっと4（あまりよくない）が続いていたり、教師にとっては、その子の心の状態がただの気まぐれなのか、しんどい状態なのか理解できるようになります。また、声かけチェックシートで、友だち同士での毎日の言葉かけの練習をすることで、お友だちの様子に敏感に気づくことができ、適切な声かけが自然にできるようになります。

例に示しましたが、①気持ち　お天気　編　だけでは、飽きてしまうので、さまざまなバリエーションをつくりました。季節に合わせて、またクラスの雰囲気に合わせて実施いただければ嬉しいです。

①　気持ち　お天気　編

例に示したように、最近の自分の気持ちをお天気の移り変わりにたとえて、「ぴかはれ」「はれ」「くもり」「あめ」「あらし」に当てはめることにより、わかりやすく表現します。

②　気持ち　お花　編

最近の自分の気持ちをお花の状態にたとえて、「満開の花」「3つ咲いているお花」「葉だけ」「葉が6枚だけ」「茎だけ（枯れ木）」に当てはめることにより、わかりやすく表現します。

③　気持ち　エネルギー　編

最近の自分の気持ちをペットボトルに入った液体（水）の量にたとえて、「エネルギー満タン」「8割程度のエネルギー」「半分以下」「2割程度のエネルギー」「空っぽのエネルギー」に当てはめることにより、わかりやすく表現します。

④　気持ち　氷いちご　編

最近の自分の気持ちを美味しそうな氷いちごにたとえて、「出来たて大盛りの氷いちご」「ほどほど盛りのちょっと溶けかかっている氷いちご」「半分溶けた氷いちご」「かなり溶けてしまった氷いちご」「溶けて水っぽくなった氷いちご」に当てはめることにより、わかりやすく表現します。

⑤　気持ち　バルーン　編

最近の自分の気持ちを空に飛んでいく風船の個数にたとえて、「たくさんのバルーン」「5個程度のバルーン」「3個程度のバルーン」「2個程度のバルーン」「1個だけのバルーン」に当てはめることにより、わかりやすく表現します。

⑥　気持ち　炎　編

最近の自分の気持ちをろうそくの背の高さとその燃える炎にたとえて、「いきおいのある炎の背の高いろうそく」「炎もほどほどでやや背が低くなったろうそく」「炎も少し弱くなり背も低くなったろうそく」「炎も弱くなり背も一層低くなったろうそく」「消えかけの炎に一番背が低くなったろうそく」に当てはめることにより、わかりやすく表現します。

⑦　気持ち　凹み度　編

　最近の自分の気持ちを風船の凹み具合ににたとえて、「全く凹みのない風船」「少し凹みがある風船」「やや凹んでいる風船」「結構凹んでいる風船」「かなり凹んでしまった風船」に当てはめることにより、わかりやすく表現します。

⑧　気持ち　葉っぱ　編

　最近の自分の気持ちを夏の生き生きとした若葉が虫に食べられ秋の枯れ葉になっていく様子にたとえて、「生き生きとしたみずみずしい若葉」「少し虫食いのある葉っぱ」「虫食いのある葉っぱ」「虫食いの進んだ葉っぱ」「虫食いだらけになった葉っぱ」に当てはめることにより、わかりやすく表現します。

⑨　気持ち　吹き出し　編

　最近の自分の気持ちを吹き出しにたとえて、「ワクワク（　　　）気分」「ニッコリ（　　　）気分」「なにごともない（　　　）気分」「すこしイライラ（　　　）気分」「かなりムシャクシャ（　　　）気分」に当てはめ、さらに（　　　）に自分の気持ちを短い言葉で書き入れ、わかりやすく表現します。

　この「2分間　気持ちチェックシート」を用いることで、子ども自身が客観的に自分の心の状態を把握でき、教師も客観的に子どもの心の状態に気づくことができるので、早期対応が可能になります。その場合は、フローチャート（本書 17 ページ）にしたがって、対応方法をチェックしてください。

　早期対応をするためには、子どもの行動の裏に隠れているものへの理解が必要になります。中には医療的治療を要するものが潜んでいるかもしれません。その場合の「子どもの心の病ミニ知識」についても触れました。すなわち、平常時から、子どもたちが、自分でチェックして、自分の心の変化への気づきを促せれば、子どもたちは、自分の気持ちと向き合い、自分自身と対話できるようになります。同時に、教師もクラスの子どもをチェックをすることで、ひとりひとりの子ども理解を促進し、ハイリスク状態にある子どもの早期発見につなげることができるようになるのです。

第2章 友だちに声かけをしてみよう

　　左ページが子ども用、右ページが教師用の両面見開きで作成しています。
　　以下の「声かけトレーニングシート（身体の変化）」と「声かけトレーニングシート（雰囲気・心の変化）」で構成しています。

　　「声かけトレーニングシート（身体の変化）」では、「お友だちの身体の様子を見て感じて声かけをしてみよう」で、「声かけトレーニングシート（雰囲気・心の変化）」では、「お友だちの雰囲気・心を見て感じて声かけをしてみよう」で、それぞれ以下の3つのポイントで子どもたちに考えさせ、近くの友だちと考えを話し合います。

①このお友だちが、困っていることはなんだろう？
　　イラストを見て、お友だちが何に困っているのかを想像し、そのお友だちの心の声を想像します。

②あなたは、どんな声かけする？
　　そのお友だちに対して、どんな声かけがいいのか、想像して書き出します。

③あなたは、どこに だれに相談する？
　　そのお友だちのことを、どこに だれに どうやって相談するか、自分が思い浮かべられる相談先をリストアップして方策を考えます。

＊近くのお友だちと話してみよう
　　自分の考え出した声かけ方法・相談方法を、周りの友だちと話し合います。

　　次に、「演習　お友だちと話し合ってみよう」をします。ここでは、よくあるお友だちとの会話例を提示していますので、例示された声かけで、どこがいけないのかを話し合います。その上で、望ましい会話例を作成し、発表します。最後に、「そのお友だちのことを相談するとしたら、どこへ？ だれに？ どうやって？」を考え、自分が困ったとき、自分がSOS・ヘルプを出せる人（それぞれの相談先・人的資源）にどうやってつなぐかを考えます！
　　「声かけトレーニングシート（身体の変化）」では、①腹痛の場合　②頭痛の場合　③吐き気の場合について、声かけのトレーニングをします。
　　「声かけトレーニングシート（雰囲気・心の変化）」では、①元気がない場合　②イライラしている

場合　③激怒している場合　④リスカの場合（リスカの傷を見たとき　および　リスカを打ち明けられたとき）で構成しています。

　さらに、上記以外で、子ども自身が、困った場面や自由な場面を想定し、まずい声かけ、望ましい声かけを作成できる「声かけトレーニングシート（自由作成）」を用意しています。

第3章 子どもの状態ミニ知識
～子どもの気持ちの裏に潜んでいるかもしれない心の病～

　最後に、子どもの行動や子どもが呈する状態の裏に潜んでいるかもしれない、こころの病と代表的な症状について、それぞれ記述しています。

①子どもの身体表現性障害・心身症

　登校前にお腹が痛い。頭が痛い。喘息が止まらない。
　立ちくらみがする。朝、起きられない。

②子どもの気分障害

　やる気が出ない。気分が落ち込む。イライラする。
　好きなことが楽しめない。

③子どもの不安障害

　母親から離れられない。教室でしゃべれない。
　人前で発表するのが恥ずかしい。

④子どもの強迫性障害

　手を何回も洗う。心の中で何度も数を数える。些細なことを詮索し、何度も確認する。
　ドアノブに触ると「手が汚れるのでは」と気にする。

⑤子どもの解離性障害・転換性障害（ヒステリー）

　ぼんやりしている。気がつくと手首を切っている。幼児のような感じになる。
　急に歩けなくなる。しゃべれなくなる。

⑥ 子どもの摂食障害

やせているのに太っていると思う。高いカロリーの食べ物を避ける。

⑦ 子どもの統合失調症

人からじろじろ見られている気がする。だれもいないのにだれかがしゃべっている声がする。

大人にまとわりつく激烈な不安。

⑧ 子どもの発達障害

コミュニケーションが一方的。人の気持ちが読めない。音や光・ニオイ・痛みに敏感もしくは鈍感。食感にこだわる。自分で決めたルールややり方にこだわる。

多動で落ち着きがない。忘れ物が多い。不器用ではさみや定規・分度器を上手く使えない。

⑨ 子どもの愛着障害

だれに対しても殻に閉じこもっている。

もしくは、だれにでも馴れ馴れしい態度をとる。

【参考文献】

・三徳和子・高橋俊彦・星旦二『主観的健康感と死亡率の関連に関するレビュー』川崎医療福祉学会誌　Vol.16（2006）
・「精神科治療学」編集委員会『小児・思春期の精神障害治療ガイドライン』精神科治療学　第16巻増刊号　星和書店（2001）
・齋藤万比古『不登校対応ガイドブック』中山書店（2007）
・傳田健三『小児のうつと不安―診断と治療の最前線―』新興医学出版社（2006）
・姜昌勲『児童精神科医が教える子どものこころ Q & A』遠見書房（2012）
・松本俊彦『自傷・自殺する子どもたち』合同出版株式会社（2014）
・宮本信也ほか『子どもの身体表現性障害と摂食障害（子どものこころの診療シリーズ3）』中山書店（2010）
・松本英夫ほか『子どもの不安障害と抑うつ（子どものこころの診療シリーズ4）』中山書店（2010）
・日本精神神経学会『DSM- 5 精神疾患の診断・統計マニュアル』医学書院（2014）
・市川宏伸ほか『臨床家が知っておきたい「子どもの精神科」』医学書院（2002）
・柴山雅俊『解離性障害のことがよくわかる本』講談社（2012）
・香川大学メンタルヘルスプロジェクト委員会『メンタルヘルスアップのための資料集《学校編》』美巧社（2015）
・岡田倫代ほか『AD/HD を有する高校生への支援ネットワーク―社会参加に向けた効果的な支援と連携について―』児童青年精神医学とその近接領域　第51巻第5号（2010）

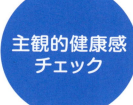

● **主観的健康感を基にした医教連携フローチャート**

児童・生徒の主観的健康感よりチェックする
5 よい、4 まあよい　3 ふつう　2 あまりよくない　1 よくない

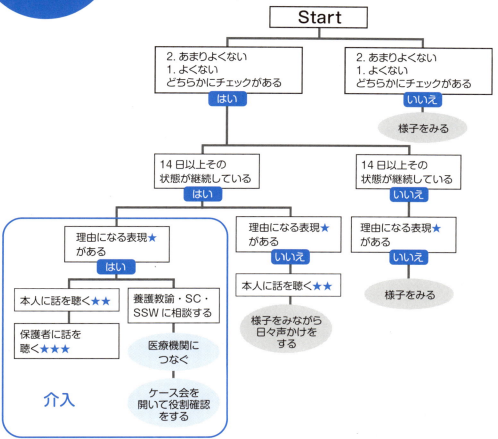

★ しんどい、イライラする、友だちに悪口や嫌なことを言われる、いじめられている、家でケンカをした、授業中にぼ～っとしたりする、誰にも相手にしてくれない、無視された、だるくて元気がない、頭痛腹痛がある、身体のどこかが痛い、朝ご飯を食べていない、うまくいかない、自分がいやになる、勉強が大変、たたかれたり嫌がらせをされる、父母の仲が悪い、ウンがわるい、楽しくない、いつもそんなにいいことがない、ひとりぼっち、宿題を忘れて昼休みもない　など

【留意事項】表現以外に、何も書いていない、字の乱れや筆圧が気になる子どもは要チェックです！

★★ 基本的生活習慣（食欲があるかないか・夜眠れているかいないか等）最近の様子、家庭での様子、登下校の様子、クラスや学校の様子、塾の様子等をきく

★★★ 基本的生活習慣（食欲があるかないか・夜眠れているかいないか等）出産時、幼少期から今までの様子、親子関係、きょうだい関係、学校に関すること、保護者の状況等をきく

(）年（　　　　）番

今日の気持ちお天気は？

下の番号を、絵と一緒に○でかこもう！

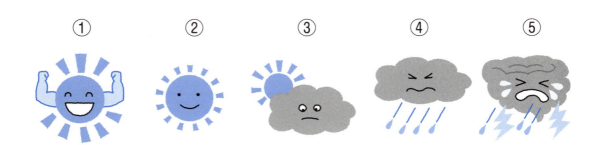

①　　　　　②　　　　　③　　　　　④　　　　　⑤

・今日の　私の　気持ち　お天気は

　┌─────────────────┐
　│　　　　　　　　　　　　　│　です。
　└─────────────────┘

・┌─────────────────┐
　│　　　　　　　　　　　　　│　日くらい続いています。
　└─────────────────┘

・理由は、

┌───────────────────────────┐
│　　　　　　　　　　　　　　　　　　　　　　　　│
│　　　　　　　　　　　　　　　　　　　　　　　　│
│　　　　　　　　　　　　　　　　　　　　　　　　│
│　　　　　　　　　　　　　　　　　　　　　　　　│
└───────────────────────────┘

　　　　　　　　　　　　　　だからです。

今日の気持ちお天気は？

（1）年（ 2 ）番

出席番号でも名前でも、シートを記入した子どもを教師が把握でき、子どもの声が教師に届けばよい

下の番号を、絵と一緒に○でかこもう！

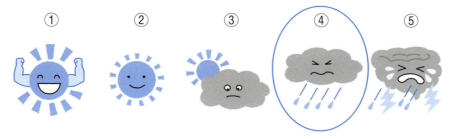

① ② ③ ④ ⑤

・今日の 私の 気持ち お天気は

④ あめ です。

・ 7 日くらい続いています。

・理由は、

ともだちとケンカして
なかなおりできていない

だからです。

教示 さて、みなさんは、最近はどんな気持ちがしていますか？「今日の気持ちお天気は？」のプリントを見てください。今日の自分の気持ちを天気にたとえて、わかりやすく表現します。
とても気分がいいときは、気持ち天気は晴れでしょう。気にかかることがあるときは、ちょっと曇っているかもしれません。悲しく冷たい雨が降っていることもあるでしょう。ひょっとしたら、すごく腹が立っていたりしたら、雷がゴロゴロピカピカしているかもしれませんね。空の天気が晴れたり曇ったりするように、気持ち天気もいろいろ変わります。いつも晴れがいいというわけではなく、雨や風が気持ちいいときもあるのです。
では、今日の気持ちの天気に○をつけて、 □□□□□□ に言葉を入れてみましょう！
ポイントは、今の自分の気持ちがどんな状態なのかをきちんと把握して理解できていることなのです。

（　　）年（　　　　　）番

それぞれのお天気を選んだお友だちへ
声のかけ方を考えてみよう

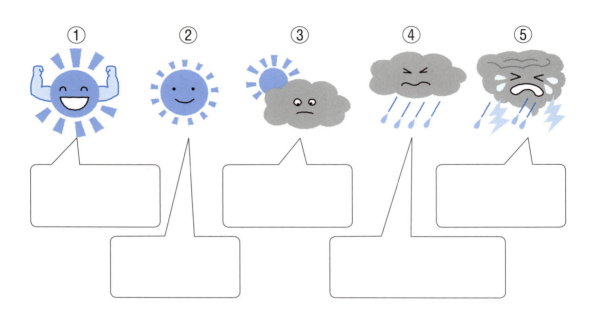

①　②　③　④　⑤

それぞれのお天気に合う、声かけことばを選んでみよう！

よかったね！　　大変だね！　　いいなぁ！　　いろいろあるよ！

すごいなぁ！　　そうなんだ！　　いいね！

しんどいよなぁ！

良い感じね！　そうなんだ！　ふつうなんだね！

落ち着いてるんだね！　　そんなときもあるよね！

大丈夫？　　苦労してるのね！

＊自分で作って、入れられるとすごいね！！

（1）年（　2　）番

それぞれのお天気を選んだお友だちへ 声のかけ方を考えてみよう

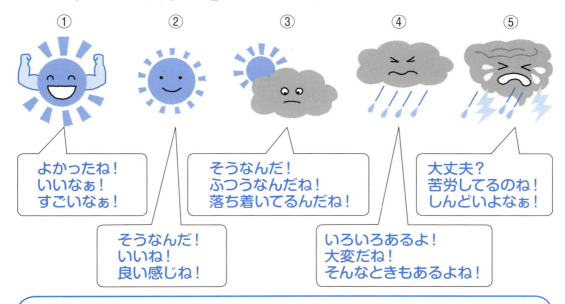

① よかったね！いいなぁ！すごいなぁ！

② そうなんだ！いいね！良い感じね！

③ そうなんだ！ふつうなんだね！落ち着いてるんだね！

④ いろいろあるよ！大変だね！そんなときもあるよね！

⑤ 大丈夫？苦労してるのね！しんどいよなぁ！

それぞれのお天気に合う、声かけことばを選んでみよう！

よかったね！　大変だね！　いいなぁ！　いろいろあるよ！　すごいなぁ！
そうなんだ！　　いいね！　　しんどいよなぁ！　　良い感じね！
そうなんだ！　　ふつうなんだね！　　落ち着いてるんだね！
そんなときもあるよね！　　大丈夫？　　苦労してるのね！
＊自分で作って、入れられるとすごいね！！

教示　（教示）さて、今度は、相手の気持ちのお天気にコメントします！相手にかけてあげたい言葉を下の◯◯◯◯◯から選んで入れてみましょう。
・「ぴかはれ」を選んだ人には、「よかったね！いいなぁ！すごいなぁ！」などの言葉を声かけします。
・「はれ」を選んだ人には、「そうなんだ！いいね！良い感じね！」などの言葉を声かけします。
・「くもり」を選んだ人には、「そうなんだ！ふつうなんだね！落ち着いてるんだね！」などの言葉を声かけします。
・「あめ」を選んだ人には「いろいろあるよ！大変だね！そんなときもあるよね！」などの言葉を声かけします。
・「あらし」を選んだ人には「大丈夫？苦労してるのね！しんどいよなぁ！」などの言葉を声かけします。
自分で作って入れられるとすごいですね！！
ポイントは、自分がかけてもらって心地良い言葉を、相手のことを思ってタイミング良く相手にかけてあげられることです！

（　　）年（　　　　）番

お友だちと会話してみよう
まず、となりの人と会話してみよう！　次に他のお友だちにも声かけをしてもらおう！

① ② ③ ④ ⑤

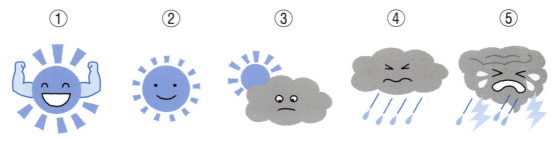

私の気持ち天気は（　　　　　　　　　　）です。

（　　　）日くらい続いています。

理由は、（　　　　　　　　　）からです。

そうなんだ！（　　　　　　　　）！

（　　　　　　　　　　　　　　　　　　）

名前（　　　　　　　　）

そうなんだ！（　　　　　　　　）！

（　　　　　　　　　　　　　　　　　　）

名前（　　　　　　　　）

（１）年（　　２　　）番

お友だちと会話してみよう
まず、となりの人と会話してみよう！ 次に
他のお友だちにも声かけをしてもらおう！

①　　　　　②　　　　　③　　　　　④　　　　　⑤

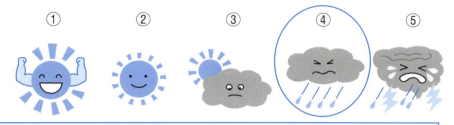

私の気持ち天気は（　④ あめ　）です。

（　７　）日くらい続いています。

理由は、（　ともだちとケンカして仲直りできていない　）からです。

そうなんだ！（　そんなときもあるよ　）！

（　きっと友だちも仲直りしたいと思っているよ！　）

名前（　あや　）

そうなんだ！（　たいへんだね　）！

（　私でよかったら、仲直りの方法を一緒に考えようね！　）

名前（　ゆうき　）

教示　さて、みなさんは、最近は、どんな気持ちがしていますか？プリントを見てください。まず、上の
　　　　　　　　　　　　　　　　の中の（　　　）に言葉を入れてみましょう。正解というものはありませんから、
何でも入れていいですよ！

1. 私の気持ち天気は（　自分に最も合う気持ち天気の番号を入れる　）です。
（　その気持ち天気が続いている時間を入れる　）日くらい続いています。理由は、（　その気持ち天気の
理由だと思う事柄を書き込む　）からです。

2. 次に、隣の人と交換します。隣の人は下の　　　　　　　　　　の中に言葉を入れます。相手に返しますから、
悲しい傷つく言葉はタブーです。そうなんだ！（　声かけ言葉を選ぶ　）だね！
（　相手の気持ちに配慮した心が温かくなるうれしい言葉をふくむ感想を書き入れる　）最後にサインして
返します！

3. さらに、他の人と交換して、２を繰り返してもらいます。

今の自分の気持ちをお天気にたとえて、わかりやすく表現します。

そこで自分を客観的に捉え、自己分析を促します。

ポイントは、お友だちの「気持ち天気」に共感すること、そしてその理由をよく理解して、できればお友だち
の立場に立って一緒に喜んだり悩んだりできることなのです。

( )年（ ）番

今日の気持ちのお花は？

下の番号を、絵と一緒に○でかこもう！

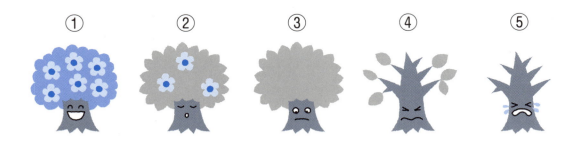

① ② ③ ④ ⑤

・今日の 私 の 気持ちの お花は

 です。

・ 日くらい続いています。

・理由は、

だからです。

今日の気持ちのお花は？

> 出席番号でも名前でも、シートを記入した子どもを教師が把握でき、子どもの声が教師に届けばよい

下の番号を、絵と一緒に○でかこもう！

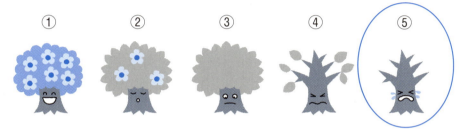

① ② ③ ④ ⑤

・今日の 私の 気持ちの お花は

　　⑤ 茎だけ （かれ木） です。

・　　　　**8**　　　　日くらい続いています。

・理由は、

> **テストの点数が悪くて、お母さんに叱られて、つらい**

　　　　　　　　　　だからです。

教示 さて、みなさんは、最近はどんな気持ちがしていますか？「今日の気持ちのお花は？」のプリントを見てください。今日の自分の気持ちをお花にたとえて、わかりやすく表現します。とても気分がいいときは、お花は満開でしょう。気にかかることがあるときは、咲いていないかもしれません。ひょっとしたら、すごく腹が立っていてイライラしていたり、悲しかったりすると、お花も枯れてしまい、茎だけ、枯れ木になるかもしれませんね！お花も変わるように、気持ちもいろいろ変わります。いつも満開がいいというわけではなく、葉だけの静かな気持ちがいいときもあるのです。
では、今日の気持ちのお花に○をつけて、□□□□□□□に言葉を入れてみましょう！
ポイントは、今の自分の気持ちがどんな状態なのかをきちんと把握して理解できていることなのです。

（　）年（　　　　）番

それぞれのお花を選んだお友だちへ
声のかけ方を考えてみよう

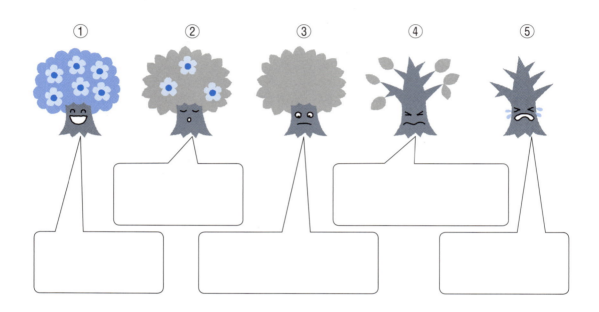

① ② ③ ④ ⑤

それぞれのお花に合う、声かけことばを
選んでみよう！

よかったね！　　大変だね！　　いいなぁ！　　いろいろあるよ！

すごいなぁ！　　そうなんだ！　　いいね！

しんどいよなぁ！

良い感じね！　　そうなんだ！　　ふつうなんだね！

落ち着いてるんだね！　　そんなときもあるよね！

大丈夫？　　苦労してるのね！

＊自分で作って、入れられるとすごいね！！

（2）年（ 3 ）番

それぞれのお花を選んだお友だちへ
声のかけ方を考えてみよう

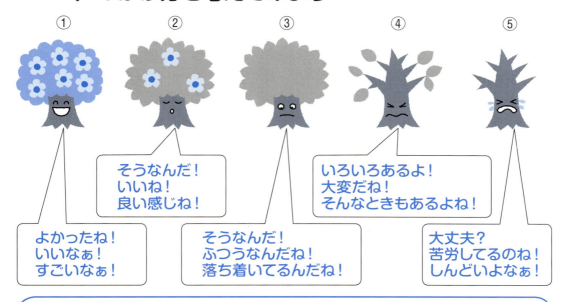

① ② ③ ④ ⑤

そうなんだ！
いいね！
良い感じね！

いろいろあるよ！
大変だね！
そんなときもあるよね！

よかったね！
いいなぁ！
すごいなぁ！

そうなんだ！
ふつうなんだね！
落ち着いてるんだね！

大丈夫？
苦労してるのね！
しんどいよなぁ！

それぞれのお花に合う、声かけことばを
選んでみよう！

よかったね！　大変だね！　いいなぁ！　いろいろあるよ！　すごいなぁ！

そうなんだ！　　いいね！　　しんどいよなぁ！　　良い感じね！

そうなんだ！　　ふつうなんだね！　　落ち着いてるんだね！

そんなときもあるよね！　　大丈夫？　　苦労してるのね！

＊自分で作って、入れられるとすごいね！！

教示 さて、今度は、相手の気持ちお花にコメントします！相手にかけてあげたい言葉を下の
◯◯◯◯◯◯◯◯◯から選んで入れてみましょう。

・「満開の花」を選んだ人には、「よかったね！いいなぁ！すごいなぁ！」などの言葉を声かけします。

・「3つ咲いているお花」を選んだ人には、「そうなんだ！いいね！良い感じね！」などの言葉を声かけします。

・「葉だけ」を選んだ人には、「そうなんだ！ふつうなんだね！落ち着いてるんだね！」などの言葉を声かけします。

・「葉が6枚だけ」を選んだ人には「いろいろあるよ！大変だね！そんなときもあるよね！」などの言葉を声かけします。

・「茎だけ（枯れ木）」を選んだ人には「大丈夫？苦労してるのね！しんどいよなぁ！」などの言葉を声かけします。

自分で作って入れられるとすごいですね！！

ポイントは、自分がかけてもらって心地良い言葉を、相手のことを思ってタイミング良く相手にかけてあげられることです！

(　)年（ 　 　 　 ）番

お友だちと会話してみよう
まず、となりの人と会話してみよう！ 次に
他のお友だちにも声かけをしてもらおう！

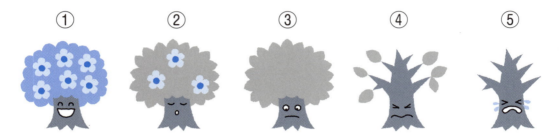

①　　　　②　　　　③　　　　④　　　　⑤

私の気持ちのお花は（　　　　　　　　　　）です。

（　　　）日くらい続いています。

理由は、（　　　　　　　　　　　）からです。

そうなんだ！（　　　　　　　　　　）！

（　　　　　　　　　　　　　　　　　　）

　　　　　　　　名前（　　　　　　　　　）

そうなんだ！（　　　　　　　　　　）！

（　　　　　　　　　　　　　　　　　　）

　　　　　　　　名前（　　　　　　　　　）

（ 2 ）年（　3　）番

お友だちと会話してみよう
まず、となりの人と会話してみよう！ 次に
他のお友だちにも声かけをしてもらおう！

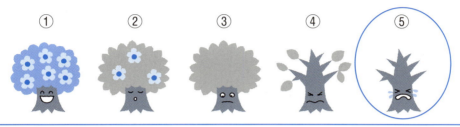

① ② ③ ④ ⑤

私の気持ちのお花は（　⑤茎だけ（枯れ木）　）です。
（　8　）日くらい続いています。
理由は、（　テストの点数が悪くて、お母さんに叱られてつらい　）からです。

そうなんだ！（　大丈夫？！　）！
（　そのテストのとき、調子が悪かったんだね！お母さんに分かってもらえるといいね！　）
名前（　そらと　）

そうなんだ！（　しんどいよね　）！
（　よかったら一緒に勉強してみない！今度は少しいい点とれるかも　）
名前（　あきこ　）

教示 さて、みなさんは、最近は、どんな気持ちがしていますか？プリントを見てください。まず、上の ▭ の中の（　）に言葉を入れてみましょう。正解というものはありませんから、何でも入れていいですよ！

1. 私の気持ちのお花は（　自分に最も合う気持ちお花の番号を入れる　）です。
（　その気持ちお花が続いている時間を入れる　）日くらい続いています。理由は、（　その気持ちのお花の理由だと思う事柄を書き込む　）からです。

2. 次に、隣の人と交換します。隣の人は下の ▭ の中に言葉を入れます。相手に返しますから、悲しい傷つく言葉はタブーです。そうなんだ！（　声かけ言葉を選ぶ　）だね！
（　相手の気持ちに配慮した心が温かくなるうれしい言葉をふくむ感想を書き入れる　）最後にサインして返します！

3. さらに、他の人と交換して、2を繰り返してもらいます。
今の自分の気持ちをお花にたとえて、わかりやすく表現します。
そこで自分を客観的に捉え、自己分析を促します。
ポイントは、お友だちの「気持ちのお花」に共感すること、そしてその理由をよく理解して、できればお友だちの立場に立って一緒に喜んだり悩んだりできることなのです。

（　　）年（　　　　　）番

今日の気持ちのエネルギーは？

下の番号を、絵と一緒に○でかこもう！

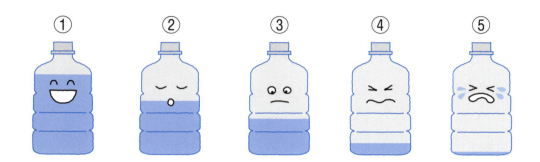

・今日の 私の 気持ちの エネルギーは

┌─────────────────┐
│   │
└─────────────────┘ です。

・┌─────────────────┐
　│   │
　└─────────────────┘ 日くらい続いています。

・理由は、

┌──────────────────────────────────┐
│   │
│   │
│   │
│   │
└──────────────────────────────────┘

だからです。

（ 3 ）年（ 4 ）番

今日の気持ちのエネルギーは？

出席番号でも名前でも、シートを記入した子どもを教師が把握でき、子どもの声が教師に届けばよい

下の番号を、絵と一緒に○でかこもう！

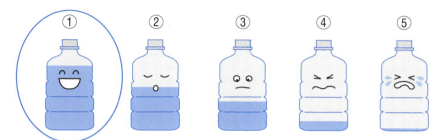

① ② ③ ④ ⑤

・今日の 私の 気持ちの エネルギーは

①満タン

です。

14

日くらい続いています。

・理由は、

運動会でクラスが 優勝した

だからです。

教示 さて、みなさんは、最近はどんな気持ちがしていますか？「今日の気持ちのエネルギーは？」のプリントを見てください。今日の自分の気持ちをエネルギーにたとえて、わかりやすく表現します。

とても気分がいいときは、エネルギーは満タンでしょう。気にかかることがあるときは、ちょっと減っているかもしれません。ひょっとしたら、すごく腹が立っていてイライラしていたり、悲しかったりすると、エネルギーもなくなってしまい、ペットボトルが空っぽになるかもしれませんね！エネルギーの量も変わるように、気持ちもいろいろ変わります。いつも満タンがいいというわけではなく、半分程度の静かな気持ちがいいときもあるのです。では、今日の気持ちの天気に○をつけて、[_____]に言葉を入れてみましょう！

ポイントは、今の自分の気持ちがどんな状態なのかをきちんと把握して理解できていることなのです。

（　）年（　　　）番

それぞれのエネルギーを選んだお友だちへ
声のかけ方を考えてみよう

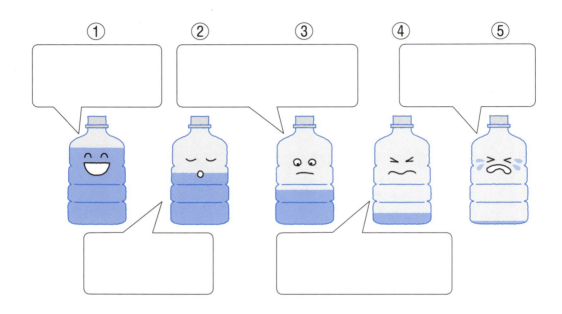

それぞれのエネルギーの量に合う、
声かけことばを選んでみよう！

よかったね！　　大変だね！　　　いいなぁ！　　　いろいろあるよ！

すごいなぁ！　　　そうなんだ！　　　いいね！

しんどいよなぁ！

良い感じね！　　そうなんだ！　　ふつうなんだね！

落ち着いてるんだね！　　そんなときもあるよね！

大丈夫？　　苦労してるのね！

＊自分で作って、入れられるとすごいね！！

（ 3 ）年（　　4　　）番

それぞれのエネルギーを選んだお友だちへ
声のかけ方を考えてみよう

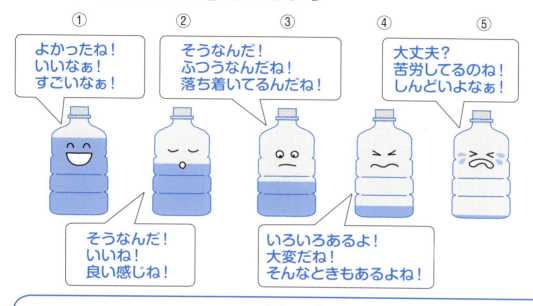

① よかったね！
いいなぁ！
すごいなぁ！

② そうなんだ！
ふつうなんだね！
落ち着いてるんだね！

④ 大丈夫？
苦労してるのね！
しんどいよなぁ！

そうなんだ！
いいね！
良い感じね！

③ いろいろあるよ！
大変だね！
そんなときもあるよね！

それぞれのエネルギーの量に合う、
声かけことばを選んでみよう！

よかったね！　　大変だね！　　いいなぁ！　　いろいろあるよ！　　すごいなぁ！

そうなんだ！　　　いいね！　　　しんどいよなぁ！　　　良い感じね！

そうなんだ！　　　ふつうなんだね！　　　落ち着いてるんだね！

そんなときもあるよね！　　大丈夫？　　苦労してるのね！

＊自分で作って、入れられるとすごいね！！

教示　さて、今度は、相手の気持ちエネルギーにコメントします！相手にかけてあげたい言葉を下の　　　　　から選んで入れてみましょう。

・「エネルギー満タン」を選んだ人には、「よかったね！いいなぁ！すごいなぁ！」などの言葉を声かけします。
・「8割程度のエネルギー」を選んだ人には、「そうなんだ！いいね！良い感じね！」などの言葉を声かけします。
・「半分以下」を選んだ人には、「そうなんだ！ふつうなんだね！落ち着いてるんだね！」などの言葉を声かけします。
・「2割程度のエネルギー」を選んだ人には、「いろいろあるよ！大変だね！そんなときもあるよね！」などの言葉を声かけします。
・「空っぽのエネルギー」を選んだ人には、「大丈夫？苦労してるのね！しんどいよなぁ！」などの言葉を声かけします。
自分で作って入れられるとすごいですね！！
ポイントは、自分がかけてもらって心地良い言葉を、相手のことを思ってタイミング良く相手にかけてあげられることです！

（　　）年（　　　　）番

お友だちと会話してみよう
まず、となりの人と会話してみよう！ 次に
他のお友だちにも声かけをしてもらおう！

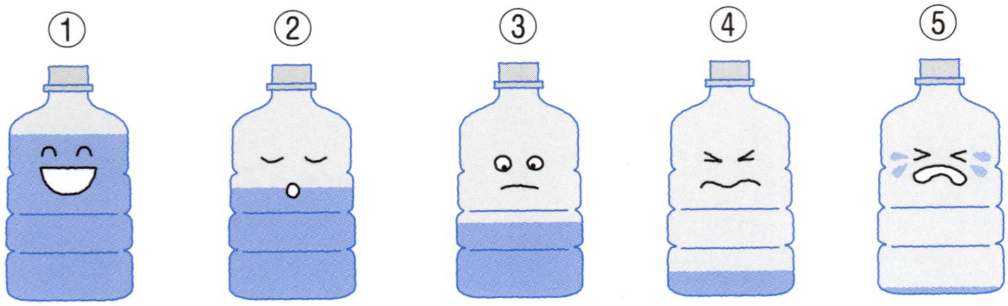

①　②　③　④　⑤

私の気持ちエネルギーは（　　　　　　　　）です。

（　　　）日くらい続いています。

理由は、（　　　　　　　　　　）からです。

そうなんだ！（　　　　　　　　）！

（　　　　　　　　　　　　　　　　　　）

名前（　　　　　　　　　）

そうなんだ！（　　　　　　　　）！

（　　　　　　　　　　　　　　　　　　）

名前（　　　　　　　　　）

（３）年（　４　）番

お友だちと会話してみよう
まず、となりの人と会話してみよう！　次に
他のお友だちにも声かけをしてもらおう！

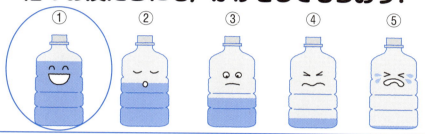

① ② ③ ④ ⑤

私の気持ちエネルギーは（　①満タン　）です。

（　14　）日くらい続いています。

理由は、（　運動会でクラスが優勝した　）からです。

そうなんだ！（　すごいなぁ　）！

（　みんなが仲良く協力できたんだね！　）

名前（　さおり　）

そうなんだ！（　よかったね　）！

（　優勝おめでとう。いい知らせをありがとう。ボクも
うれしいよ！　）　　　　　　　　名前（　たくや　）

教示　さて、みなさんは、最近は、どんな気持ちがしていますか？プリントを見てください。まず、上の
　　　　の中の（　　）に言葉を入れてみましょう。正解というものはありませんから、
何でも入れていいですよ！

1. 私の気持ちエネルギーは（　自分に最も合う気持ちエネルギーの番号を入れる　）です。
（　その気持ちエネルギーが続いている時間を入れる　）日くらい続いています。理由は、（　その
気持ちエネルギーの理由だと思う事柄を書き込む　）からです。

2. 次に、隣の人と交換します。隣の人は下の　　　　　の中に言葉を入れます。相手に返し
ますから、悲しい傷つく言葉はタブーです。そうなんだ！（　声かけ言葉を選ぶ　）だね！
（　相手の気持ちに配慮した心が温かくなるうれしい言葉をふくむ感想を書き入れる　）最後にサインして
返します！

3. さらに、他の人と交換して、2を繰り返してもらいます。
今の自分の気持ちをボトルの中のエネルギー量にたとえて、わかりやすく表現します。
そこで自分を客観的に捉え、自己分析を促します。
ポイントは、お友だちの「気持ちエネルギー量」に共感すること、そしてその理由をよく理解して、できればお
友だちの立場に立って一緒に喜んだり悩んだりできることなのです。

(　)_{ねん}年 (　　　　)_{ばん}番

今日の気持ちの氷いちごは？

下の番号を、絵と一緒に○でかこもう！

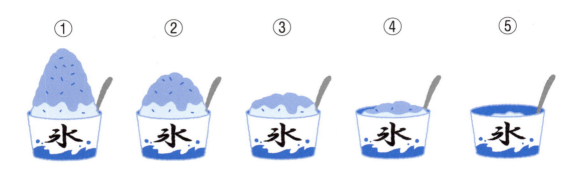

- 今日の 私の 気持ちの 氷いちごは

です。

日くらい続いています。

- 理由は、

だからです。

（３）年<ruby>年<rt>ねん</rt></ruby>（　４　）番<ruby>番<rt>ばん</rt></ruby>

今日<ruby><rt>きょう</rt></ruby>の気持<ruby><rt>きも</rt></ruby>ちの氷<ruby><rt>こおり</rt></ruby>いちごは？

出席番号でも名前でも、シートを記入した子どもを教師が把握でき、子どもの声が教師に届けばよい

下<ruby><rt>した</rt></ruby>の番号<ruby><rt>ばんごう</rt></ruby>を、絵<ruby><rt>え</rt></ruby>と一緒<ruby><rt>いっしょ</rt></ruby>に○でかこもう！

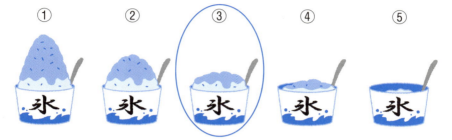

① ② ③ ④ ⑤
氷 氷 氷 氷 氷

・今日<ruby><rt>きょう</rt></ruby>の 私<ruby><rt>わたし</rt></ruby>の 気持<ruby><rt>きも</rt></ruby>ちの 氷<ruby><rt>こおり</rt></ruby>いちごは

> **③ 半分溶けた** です。

・
> **60** 日<ruby><rt>にち</rt></ruby>くらい続<ruby><rt>つづ</rt></ruby>いています。

・理由<ruby><rt>りゆう</rt></ruby>は、

> **特につらいこともなく**
> **楽しいこともない**

だからです。

教示 さて、みなさんは、最近はどんな気持ちがしていますか？「今日の気持ち氷いちごは？」のプリントを見てください。今日の自分の気持ちを氷いちごにたとえて、わかりやすく表現します。
　とても気分がいいときは、氷いちごはできたて大盛りでおいしそうでしょう。気にかかることがあるときは、ほどほど盛りでちょっととけかかっているかもしれません。半分くらい溶けていることもあるでしょう。ひょっとしたら、すごく腹が立っていたりしたら、ほとんどとけてしまっておいしそうでなくなっているかもしれませんね。暑かったり時間が経ったりして氷がとけて食べられなくなったりするように、気持ち氷いちごもいろいろ変わります。いつもできたてがいいというわけではなく、ある程度とけて食べやすくておいしいときもあるのです。
　では、今日の気持ちの氷いちごに○をつけて、 _____ に言葉を入れてみましょう！
　ポイントは、今の自分の気持ちがどんな状態なのかをきちんと把握して理解できていることなのです。

（　）年（　　　　　）番

それぞれの氷いちごを選んだお友だちへ 声のかけ方を考えてみよう

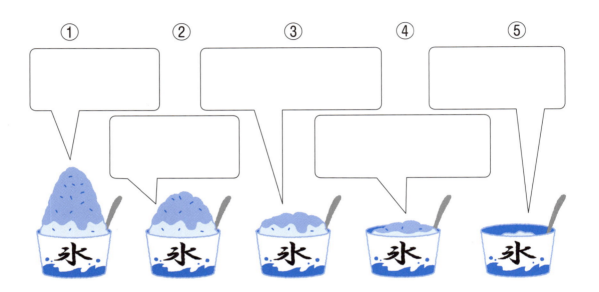

① ② ③ ④ ⑤

それぞれの氷いちごに合う、声かけことばを選んでみよう！

よかったね！　　大変だね！　　いいなぁ！　　いろいろあるよ！

すごいなぁ！　　そうなんだ！　　いいね！

しんどいよなぁ！

良い感じね！　　そうなんだ！　　ふつうなんだね！

落ち着いてるんだね！　　そんなときもあるよね！

大丈夫？　　苦労してるのね！

＊自分で作って、入れられるとすごいね！！

（3）年（　4　）番

それぞれの氷いちごを選んだお友だちへ 声のかけ方を考えてみよう

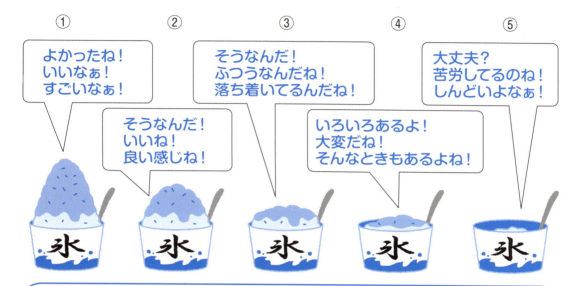

①
よかったね！
いいなぁ！
すごいなぁ！

②
そうなんだ！
いいね！
良い感じね！

③
そうなんだ！
ふつうなんだね！
落ち着いてるんだね！

④
いろいろあるよ！
大変だね！
そんなときもあるよね！

⑤
大丈夫？
苦労してるのね！
しんどいよなぁ！

それぞれの氷いちごに合う、声かけことばを 選んでみよう！

よかったね！　大変だね！　いいなぁ！　いろいろあるよ！　すごいなぁ！

そうなんだ！　　いいね！　　しんどいよなぁ！　　良い感じね！

そうなんだ！　　ふつうなんだね！　　落ち着いてるんだね！

そんなときもあるよね！　　大丈夫？　　苦労してるのね！

＊自分で作って、入れられるとすごいね！！

教示

さて、今度は、相手の気持ちの氷いちごにコメントします！相手にかけてあげたい言葉を下の
（　　　　　）から選んで入れてみましょう。
・「できたて大盛りの氷いちご」を選んだ人には、「よかったね！いいなぁ！すごいなぁ！」などの言葉を声かけします。
・「ほどほど盛りのちょっととけかかっている氷いちご」を選んだ人には、「そうなんだ！いいね！良い感じね！」などの言葉を声かけします。
・「半分とけた氷いちご」を選んだ人には、「そうなんだ！ふつうなんだね！落ち着いてるんだね！」などの言葉を声かけします。
・「かなりとけてしまった氷いちご」を選んだ人には、「いろいろあるよ！大変だね！そんなときもあるよね！」などの言葉を声かけします。
・「とけて水っぽくなった氷いちご」を選んだ人には、「大丈夫？苦労してるのね！しんどいよなぁ！」などの言葉を声かけします。
自分で作って入れられるとすごいですね！！
ポイントは、自分がかけてもらって心地良い言葉を、相手のことを思ってタイミング良く相手にかけてあげられることです！

1-④演習シート

（　）年（　　　　　）番

お友だちと会話してみよう
まず、となりの人と会話してみよう！ 次に他のお友だちにも声かけをしてもらおう！

①　②　③　④　⑤

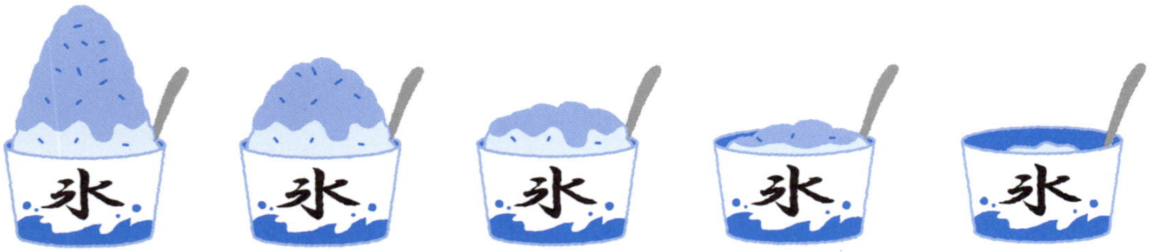

私の気持ち氷いちごは（　　　　　　　　　　）です。

（　　）日くらい続いています。

理由は、（　　　　　　　　　　　　）からです。

そうなんだ！（　　　　　　　　　　）！

（　　　　　　　　　　　　　　　　　　　）

名前（　　　　　　　）

そうなんだ！（　　　　　　　　　　）！

（　　　　　　　　　　　　　　　　　　　）

名前（　　　　　　　）

（ 3 ）年（　　4　　）番

お友だちと会話してみよう
まず、となりの人と会話してみよう！次に
他のお友だちにも声かけをしてもらおう！

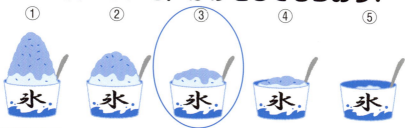

① 　　　 ② 　　　 ③ 　　　 ④ 　　　 ⑤

私の気持ち氷いちごは（　③ 半分とけた　）です。

（　60　）日くらい続いています。

理由は、（　特につらいこともなく楽しいこともない　）からです。

そうなんだ！（　落ち着いてるんだね　）！

（　それって、ホントは幸せなのかもしれないね！　）

名前（　はるき　）

そうなんだ！（　普通なんだね　）！

（　心も身体もおだやかでいい調子なのかもしれないね！　）

名前（　なつき　）

教示　さて、みなさんは、最近は、どんな気持ちがしていますか？プリントを見てください。まず、上の
□□□□□□の中の（　　）に言葉を入れてみましょう。正解というものはありませんから、
何でも入れていいですよ！

1. 私の気持ち氷いちごは（　自分に最も合う気持ち氷いちごの番号を入れる　）です。
（　その気持ち氷いちごが続いている時間を入れる　）日くらい続いています。理由は、（　その気
持ち氷いちごの理由だと思う事柄を書き込む　）からです。

2. 次に、隣の人と交換します。隣の人は下の□□□□□□の中に言葉を入れます。相手に返しますか
ら、悲しい傷つく言葉はタブーです。そうなんだ！（　声かけ言葉を選ぶ　）だね！
（　相手の気持ちに配慮した心が温かくなるうれしい言葉をふくむ感想を書き入れる　）最後にサインして
返します！

3. さらに、他の人と交換して、2を繰り返してもらいます。
今の自分の気持ちを氷いちごにたとえて、わかりやすく表現します。
そこで自分を客観的に捉え、自己分析を促します。
ポイントは、お友だちの「気持ち氷いちご」に共感すること、そしてその理由をよく理解して、できればお友だ
ちの立場に立って一緒に喜んだり悩んだりできることなのです。

（　）<ruby>年<rt>ねん</rt></ruby>（　　　　　）<ruby>番<rt>ばん</rt></ruby>

<ruby>今日<rt>きょう</rt></ruby>の<ruby>気持<rt>きも</rt></ruby>ちバルーンは？

<ruby>下<rt>した</rt></ruby>の<ruby>番号<rt>ばんごう</rt></ruby>を、<ruby>絵<rt>え</rt></ruby>と<ruby>一緒<rt>いっしょ</rt></ruby>に○で<ruby>かこもう<rt>まる</rt></ruby>！

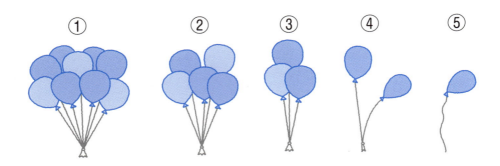

① ② ③ ④ ⑤

・<ruby>今日<rt>きょう</rt></ruby>の　<ruby>私<rt>わたし</rt></ruby>の　<ruby>気持<rt>きも</rt></ruby>ち　バルーンは

です。

・　　　　　　　　　　<ruby>日<rt>にち</rt></ruby>くらい<ruby>続<rt>つづ</rt></ruby>いています。

・<ruby>理由<rt>りゆう</rt></ruby>は、

だからです。

今日の気持ちバルーンは？

出席番号でも名前でも、シートを記入した子どもを教師が把握でき、子どもの声が教師に届けばよい

下の番号を、絵と一緒に○でかこもう！

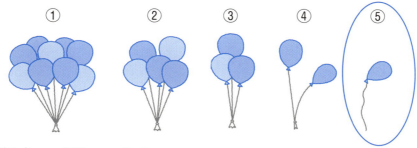

① ② ③ ④ ⑤

・今日の 私の 気持ち バルーンは

⑤ 1個だけバルーン

です。

10

日くらい続いています。

・理由は、

友だちに
きらわれている

だからです。

教示 さて、みなさんは、最近はどんな気持ちがしていますか？「今日の気持ちバルーンは？」のプリントを見てください。今日の自分の気持ちをバルーンの数にたとえて、わかりやすく表現します。
　とても気分がいいときは、たくさんの気持ちバルーンが飛んでいるでしょう。気にかかることがあるときは、少し数が減っているかもしれません。ひょっとしたら、すごく腹が立っていてイライラしていたり、悲しかったりすると、バルーンの数も減ってしまい、1個だけになるかもしれませんね！
バルーンの数も減ってしまうように、気持ちもいろいろ変わります。いつもたくさんがいいというわけではなく、3個程度の静かな気持ちがいいときもあるのです。
今日の気持ちのバルーンに○をつけて、＿＿＿＿＿＿に言葉を入れてみましょう！
ポイントは、今の自分の気持ちがどんな状態なのかをきちんと把握して理解できていることなのです。

（　　）年（　　　）番

それぞれのバルーンを選んだお友だちへ
声のかけ方を考えてみよう

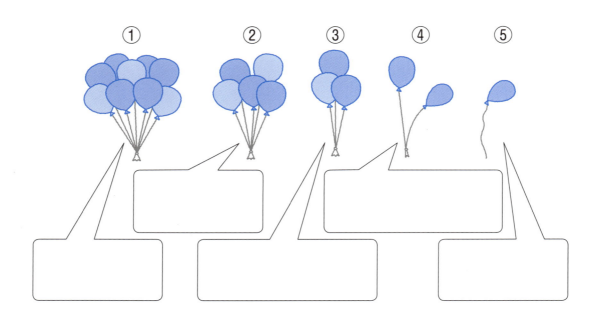

それぞれのバルーンに合う、声かけことばを
選んでみよう！

よかったね！　　大変だね！　　いいなぁ！　　いろいろあるよ！

すごいなぁ！　　そうなんだ！　　いいね！

しんどいよなぁ！

良い感じね！　　そうなんだ！　　ふつうなんだね！

落ち着いてるんだね！　　そんなときもあるよね！

大丈夫？　　苦労してるのね！

＊自分で作って、入れられるとすごいね！！

（ 4 ）年（　5　）番

それぞれのバルーンを選んだお友だちへ
声のかけ方を考えてみよう

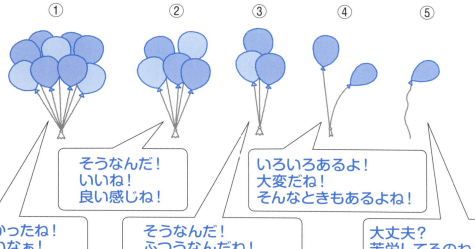

① ② ③ ④ ⑤

そうなんだ！
いいね！
良い感じね！

いろいろあるよ！
大変だね！
そんなときもあるよね！

よかったね！
いいなぁ！
すごいなぁ！

そうなんだ！
ふつうなんだね！
落ち着いてるんだね！

大丈夫？
苦労してるのね！
しんどいよなぁ！

それぞれのバルーンに合う、声かけことばを選んでみよう！

よかったね！　大変だね！　いいなぁ！　いろいろあるよ！　すごいなぁ！

そうなんだ！　　いいね！　　しんどいよなぁ！　　良い感じね！

そうなんだ！　　ふつうなんだね！　　落ち着いてるんだね！

そんなときもあるよね！　大丈夫？　苦労してるのね！

＊自分で作って、入れられるとすごいね！！

教示　さて、今度は、相手の気持ちバルーンにコメントします！相手にかけてあげたい言葉を下の
　　　　￼から選んで入れてみましょう。

・「たくさんのバルーン」選んだ人には、「よかったね！いいなぁ！すごいなぁ！」などの言葉を声かけします。
・「5個程度のバルーン」を選んだ人には、「そうなんだ！いいね！良い感じね！」などの言葉を声かけします。
・「3個程度のバルーン」を選んだ人には、「そうなんだ！ふつうなんだね！落ち着いてるんだね！」などの言葉
　を声かけします。
・「2個程度のバルーン」を選んだ人には、「いろいろあるよ！大変だね！そんなときもあるよね！」などの言葉
　を声かけします。
・「1個だけのバルーン」を選んだ人には、「大丈夫？苦労してるのね！しんどいよなぁ！」などの言葉を声かけします。
自分で作って入れられるとすごいですね！！
ポイントは、自分がかけてもらって心地良い言葉を、相手のことを思ってタイミング良く相手にかけてあげられ
ることです！

（　　）年（　　　　　）番

お友だちと会話してみよう
まず、となりの人と会話してみよう！次に他のお友だちにも声かけをしてもらおう！

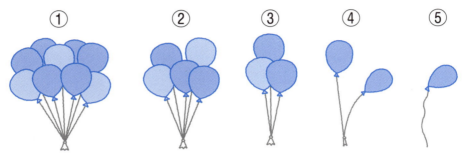

① ② ③ ④ ⑤

私の気持ちバルーンは（　　　　　　　　　　　）です。

（　　　）日くらい続いています。

理由は、（　　　　　　　　　　　　　）からです。

そうなんだ！（　　　　　　　　　　）！

（　　　　　　　　　　　　　　　　　　　　　　）

名前（　　　　　　　　　　）

そうなんだ！（　　　　　　　　　　）！

（　　　　　　　　　　　　　　　　　　　　　　）

名前（　　　　　　　　　　）

（ 4 ）年（　5　）番

お友だちと会話してみよう
まず、となりの人と会話してみよう！次に他のお友だちにも声かけをしてもらおう！

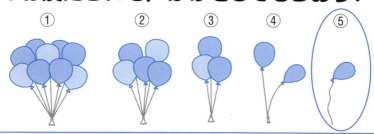

① ② ③ ④ ⑤

私の気持ちバルーンは（　⑤１個だけバルーン　）です。

（　10　）日くらい続いています。

理由は、（　友だちにきらわれている　）からです。

そうなんだ！（　しんどいよね　）！

（　どうしてきらわれていると思うの？私でよかったら話を聞くよ！　）

名前（　あい　）

そうなんだ！（　大丈夫？　）！

（　友だちに…?少なくとも私は、あなたのこと好きだよ　）

名前（　かなこ　）

教示　さて、みなさんは、最近は、どんな気持ちがしていますか？プリントを見てください。まず、上の □□□□□□ の中の（　　）に言葉を入れてみましょう。正解というものはありませんから、何でも入れていいですよ！

1. 私の気持ちバルーンは（　自分に最も合う気持ちバルーンの番号を入れる　）です。
（　その気持ちバルーンが続いている時間を入れる　）日くらい続いています。理由は、（　その気持ちバルーンの理由だと思う事柄を書き込む　）からです。

2. 次に、隣の人と交換します。隣の人は下の □□□□□□ の中に言葉を入れます。相手に返しますから、悲しい傷つく言葉はタブーです。そうなんだ！（　声かけ言葉を選ぶ　）だね！
（　相手の気持ちに配慮した心が温まるうれしい言葉をふくむ感想を書き入れる　）最後にサインして返します！

3. さらに、他の人と交換して、2を繰り返してもらいます。

今の自分の気持ちをバルーンにたとえて、わかりやすく表現します。

そこで自分を客観的に捉え、自己分析を促します。

ポイントは、お友だちの「気持ちバルーン」に共感すること、そしてその理由をよく理解して、できればお友だちの立場に立って一緒に喜んだり悩んだりできることなのです。

( ) 年 ( ) 番

今日の気持ちろうそくは？

下の番号を、絵と一緒に○でかこもう！

① ② ③ ④ ⑤

- 今日の 私 の 気持ち ろうそくは

です。

- 日くらい続いています。

- 理由は、

だからです。

今日（きょう）の気持（きも）ちろうそくは？

> 出席番号でも名前でも、シートを記入した子どもを教師が把握でき、子どもの声が教師に届けばよい

下（した）の番号（ばんごう）を、絵（え）と一緒（いっしょ）に○でかこもう！

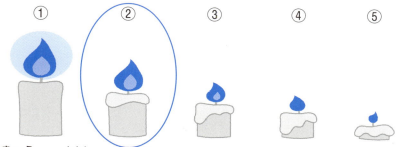

① ② ③ ④ ⑤

・今日（きょう）の 私（わたし）の 気持（きも）ち ろうそくは

| ② 炎もほどほどでやや背が低くなった |

です。

・| 60 | 日（にち）くらい続（つづ）いています。

・理由（りゆう）は、

| 休み時間も放課後も
わりと楽しい |

だからです。

教示 さて、みなさんは、最近はどんな気持ちがしていますか？「今日の気持ちろうそくは？」のプリントを見てください。今日の自分の気持ちをろうそくの炎と長さにたとえて、わかりやすく表現します。
　とても気分がいいときは、ろうそくは炎もいきおいよく長さも長いでしょう。気にかかることがあるときは、少し炎に勢いがなくなり長さも短くなっているかもしれません。ひょっとしたら、すごく腹が立っていてイライラしていたり、悲しかったりすると、ろうそくの炎も弱くなり長さも短くなってもう消えそうになってしまうかもしれませんね！ろうそくの炎や長さも短くなってしまうように、気持ちもいろいろ変わります。いつもいきおいよい炎の長いろうそくがいいというわけではなく、中くらいの炎の中くらいの長さのろうそくのように静かな気持ちがいいときもあるのです。
　大切なのは、今の自分の気持ちがどんな状態なのかときちんと把握して理解できていることなのです。
　今日の気持ちろうそくに○をつけて、◯◯◯◯◯◯に言葉を入れてみましょう！
　ポイントは、今の自分の気持ちがどんな状態なのかをきちんと把握して理解できていることなのです。

(　)<ruby>年<rt>ねん</rt></ruby>(　　　　　)<ruby>番<rt>ばん</rt></ruby>

それぞれのろうそくを<ruby>選<rt>えら</rt></ruby>んだお<ruby>友<rt>とも</rt></ruby>だちへ <ruby>声<rt>こえ</rt></ruby>のかけ<ruby>方<rt>かた</rt></ruby>を<ruby>考<rt>かんが</rt></ruby>えてみよう

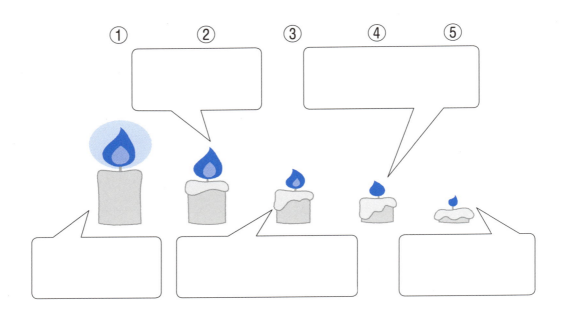

① ② ③ ④ ⑤

それぞれのろうそくに<ruby>合<rt>あ</rt></ruby>う、<ruby>声<rt>こえ</rt></ruby>かけことばを <ruby>選<rt>えら</rt></ruby>んでみよう！

よかったね！　　<ruby>大変<rt>たいへん</rt></ruby>だね！　　いいなぁ！　　いろいろあるよ！

すごいなぁ！　　そうなんだ！　　いいね！

しんどいよなぁ！

<ruby>良<rt>い</rt></ruby>い<ruby>感<rt>かん</rt></ruby>じね！　　そうなんだ！　　ふつうなんだね！

<ruby>落<rt>お</rt></ruby>ち<ruby>着<rt>つ</rt></ruby>いてるんだね！　　そんなときもあるよね！

<ruby>大丈夫<rt>だいじょうぶ</rt></ruby>？　　<ruby>苦労<rt>くろう</rt></ruby>してるのね！

＊<ruby>自分<rt>じぶん</rt></ruby>で<ruby>作<rt>つく</rt></ruby>って、<ruby>入<rt>い</rt></ruby>れられるとすごいね！！

（ 5 ）年（ 2 ）番

それぞれのろうそくを選んだお友だちへ
声のかけ方を考えてみよう

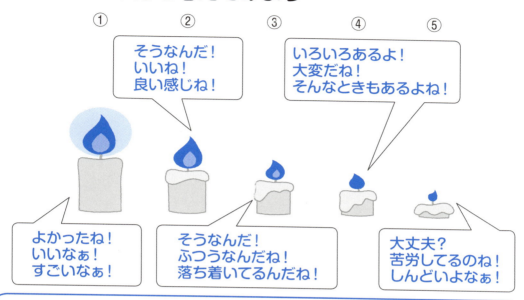

① ② ③ ④ ⑤

そうなんだ！
いいね！
良い感じね！

いろいろあるよ！
大変だね！
そんなときもあるよね！

よかったね！
いいなぁ！
すごいなぁ！

そうなんだ！
ふつうなんだね！
落ち着いてるんだね！

大丈夫？
苦労してるのね！
しんどいよなぁ！

それぞれのろうそくに合う、声かけことばを選んでみよう！

よかったね！　大変だね！　いいなぁ！　いろいろあるよ！　すごいなぁ！

そうなんだ！　　いいね！　　しんどいよなぁ！　良い感じね！

そうなんだ！　　ふつうなんだね！　　落ち着いてるんだね！

そんなときもあるよね！　　大丈夫？　　苦労してるのね！

＊自分で作って、入れられるとすごいね！！

教示　さて、今度は、相手の気持ちろうそくにコメントします！相手にかけてあげたい言葉を下の
　　　　　から選んで入れてみましょう。
・「いきおいのある炎の背の高いろうそく」選んだ人には、「よかったね！いいなぁ！すごいなぁ！」
　などの言葉を声かけします。
・「炎もほどほどでやや背が低くなったろうそく」を選んだ人には、「そうなんだ！いいね！良い感じね！」など
　の言葉を声かけします。
・「炎も少し弱くなり背も低くなったろうそく」を選んだ人には、「そうなんだ！ふつうなんだね！落ち着いてる
　んだね！」などの言葉を声かけします。
・「炎も弱くなり背もいっそう低くなったろうそく」を選んだ人には、「いろいろあるよ！大変だね！そんなとき
　もあるよね！」などの言葉を声かけします。
・「消えかけの炎に一番背が低くなったろうそく」を選んだ人には、「大丈夫？苦労してるのね！しんどいよなぁ！」
　などの言葉を声かけします。
自分で作って入れられるとすごいですね！！ポイントは、自分がかけてもらって心地良い言葉を、相手のことを
思ってタイミング良く相手にかけてあげられることです！

(　)年（ 　　 　）番

お友<small>とも</small>だちと会話<small>かいわ</small>してみよう
まず、となりの人<small>ひと</small>と会話<small>かいわ</small>してみよう！ 次<small>つぎ</small>に
他<small>ほか</small>のお友<small>とも</small>だちにも声<small>こえ</small>かけをしてもらおう！

①　　　　②　　　　③　　　　④　　　　⑤

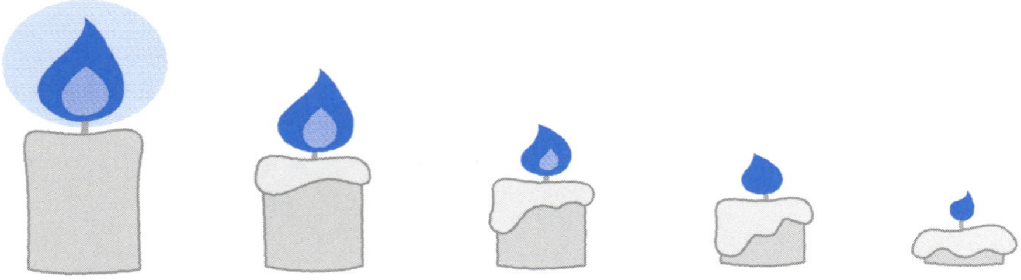

私<small>わたし</small> の気持<small>きも</small>ちろうそくは（　　　　　　　　　　）です。

（ 　　 ）日<small>にち</small>くらい続<small>つづ</small>いています。

理由<small>りゆう</small>は、（　　　　　　　　　　）からです。

そうなんだ！（　　　　　　　　　　）！

（ 　　　　　　　　　　　　　　　　　　 ）

名前（　　　　　　　　　　）

そうなんだ！（　　　　　　　　　　）！

（ 　　　　　　　　　　　　　　　　　　 ）

名前（　　　　　　　　　　）

52

（ 5 ）年（　　2　　）番

お友だちと会話してみよう
まず、となりの人と会話してみよう！ 次に
他のお友だちにも声かけをしてもらおう！

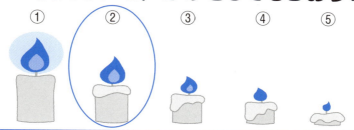

① ② ③ ④ ⑤

私の気持ちろうそくは（　② 炎もほどほどでやや背が低くなった　）です。

（　60　）日くらい続いています。

理由は、（　休み時間も放課後もわりと楽しい　）からです。

そうなんだ！（　いい感じだね　）！

（　どんなふうに楽しく過ごしてるの？聞かせてくれる？　）

名前（　ひろし　）

そうなんだ！（　いいね　）！

（　休み時間や放課後が楽しいって学校が楽しいってことだね！　）

名前（　こうた　）

教示 さて、みなさんは、最近は、どんな気持ちがしていますか？プリントを見てください。まず、上の ▢▢▢▢▢▢ の中の（　　）に言葉を入れてみましょう。正解というものはありませんから、何でも入れていいですよ！

1. 私の気持ちろうそくは（　自分に最も合う気持ちろうそくの番号を入れる　）です。
（　その気持ちろうそくが続いている時間を入れる　）日くらい続いています。理由は、（　その気持ちろうそくの理由だと思う事柄を書き込む　）からです。

2. 次に、隣の人と交換します。隣の人は下の ▢▢▢▢▢▢ の中に言葉を入れます。相手に返しますから、悲しい傷つく言葉はタブーです。そうなんだ！（　声かけ言葉を選ぶ　）だね！
（　相手の気持ちに配慮した心が温まるうれしい言葉をふくむ感想を書き入れる　）最後にサインして返します！

3. さらに、他の人と交換して、2を繰り返してもらいます。

今の自分の気持ちをろうそくにたとえて、わかりやすく表現します。

そこで自分を客観的に捉え、自己分析を促します。

ポイントは、お友だちの「気持ちろうそく」に共感すること、そしてその理由をよく理解して、できればお友だちの立場に立って一緒に喜んだり悩んだりできることなのです。

（　）<ruby>年<rt>ねん</rt></ruby>（　　　　　）<ruby>番<rt>ばん</rt></ruby>

<ruby>今日<rt>きょう</rt></ruby>の<ruby>気持<rt>きも</rt></ruby>ち<ruby>凹<rt>へこ</rt></ruby>み<ruby>度<rt>ど</rt></ruby>は？

<ruby>下<rt>した</rt></ruby>の<ruby>番号<rt>ばんごう</rt></ruby>を、<ruby>絵<rt>え</rt></ruby>と<ruby>一緒<rt>いっしょ</rt></ruby>に◯で<ruby>かこもう<rt>まる</rt></ruby>！

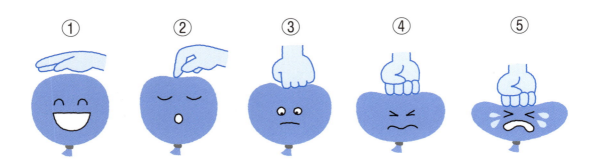

① ② ③ ④ ⑤

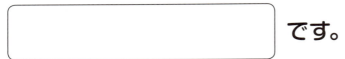

・<ruby>今日<rt>きょう</rt></ruby>の　<ruby>私<rt>わたし</rt></ruby>の　<ruby>気持<rt>きも</rt></ruby>ち　<ruby>凹<rt>へこ</rt></ruby>み<ruby>度<rt>ど</rt></ruby>は

┌────────────────────┐
│　　　　　　　　　　　　　│ です。
└────────────────────┘

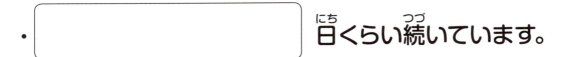

・
┌────────────────────┐
│　　　　　　　　　　　　　│ <ruby>日<rt>にち</rt></ruby>くらい<ruby>続<rt>つづ</rt></ruby>いています。
└────────────────────┘

・<ruby>理由<rt>りゆう</rt></ruby>は、

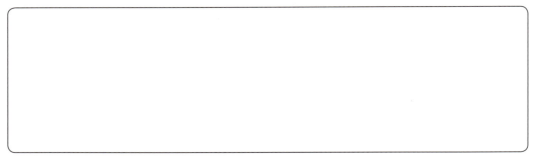

だからです。

今日の気持ち凹み度は？

下の番号を、絵と一緒に○でかこもう！

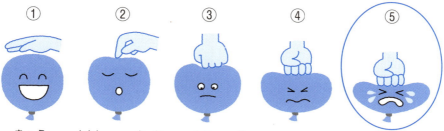

① ② ③ ④ ⑤

・今日の 私の 気持ち 凹み度は

| ⑤ かなり凹んでしまった風船 | です。

・| 30 | 日くらい続いています。

・理由は、

| 父母の仲が悪くて
雰囲気が悪い |

だからです。

教示 さて、みなさんは、最近はどんな気持ちがしていますか？「今日の気持ち凹み度は？」のプリントを見てください。今日の自分の気持ちを凹み風船にたとえて、わかりやすく表現します。
　とても気分がいいときは、凹みのない風船でしょう。気にかかることがあるときは、少し風船も凹んでいるかもしれません。ひょっとしたら、すごく腹が立っていてイライラしていたり、悲しかったりすると、風船の凹み度も大きくなってしぼんでしまうかもしれませんね！風船の凹み度が変わるように、気持ちもいろいろ変わります。いつも空気パンパンがいいというわけではなく、中くらいの風船のふくらみのように静かな気持ちがいいときもあるのです。
　では、今日の気持ち凹み度に○をつけて、　　　　　　　に言葉を入れてみましょう！
　ポイントは、今の自分の気持ちがどんな状態なのかをきちんと把握して理解できていることなのです。

(　)年(　)番

それぞれの凹み度を選んだお友だちへ 声のかけ方を考えてみよう

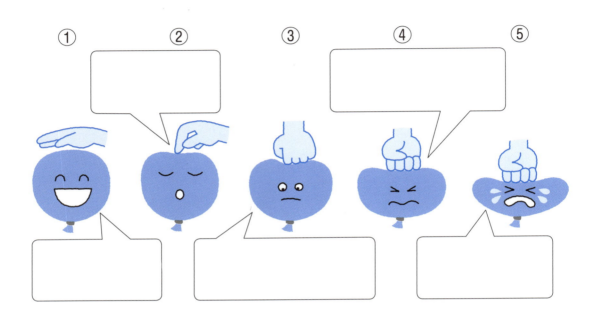

それぞれの凹み度に合う、声かけことばを
選んでみよう！

よかったね！　　大変だね！　　いいなぁ！　　いろいろあるよ！

すごいなぁ！　　そうなんだ！　　いいね！

しんどいよなぁ！

良い感じね！　　そうなんだ！　　ふつうなんだね！

落ち着いてるんだね！　　そんなときもあるよね！

大丈夫？　　苦労してるのね！

＊自分で作って、入れられるとすごいね！！

（ 6 ）年（ 7 ）番

それぞれの凹み度を選んだお友だちへ
声のかけ方を考えてみよう

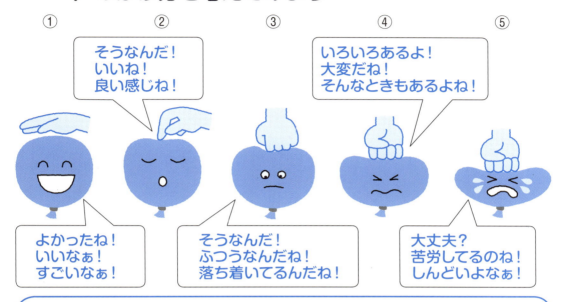

① ② ③ ④ ⑤

そうなんだ！
いいね！
良い感じね！

いろいろあるよ！
大変だね！
そんなときもあるよね！

よかったね！
いいなぁ！
すごいなぁ！

そうなんだ！
ふつうなんだね！
落ち着いてるんだね！

大丈夫？
苦労してるのね！
しんどいよなぁ！

それぞれの凹み度に合う、声かけことばを選んでみよう！

よかったね！　大変だね！　いいなぁ！　いろいろあるよ！　すごいなぁ！

そうなんだ！　　いいね！　　しんどいよなぁ！　　良い感じね！

そうなんだ！　　ふつうなんだね！　　落ち着いてるんだね！

そんなときもあるよね！　大丈夫？　苦労してるのね！

＊自分で作って、入れられるとすごいね！！

教示　さて、今度は、相手の気持ち凹み度にコメントします！相手にかけてあげたい言葉を下の□□□□から選んで入れてみましょう。

・「全く凹みのない風船」選んだ人には、「よかったね！いいなぁ！すごいなぁ！」などの言葉を声かけします。
・「少し凹みがある風船」を選んだ人には、「そうなんだ！いいね！良い感じね！」などの言葉を声かけします。
・「やや凹んでいる風船」を選んだ人には、「そうなんだ！ふつうなんだね！落ち着いてるんだね！」などの言葉を声かけします。
・「けっこう凹んでいる風船」を選んだ人には、「いろいろあるよ！大変だね！そんなときもあるよね！」などの言葉を声かけします。
・「かなり凹んでしまった風船」を選んだ人には、「大丈夫？苦労してるのね！しんどいよなぁ！」などの言葉を声かけします。

自分で作って入れられるとすごいですね！！ポイントは、自分がかけてもらって心地良い言葉を、相手のことを思ってタイミング良く相手にかけてあげられることです！

（　　）年（　　　　　　）番

お友だちと会話してみよう
まず、となりの人と会話してみよう！　次に他のお友だちにも声かけをしてもらおう！

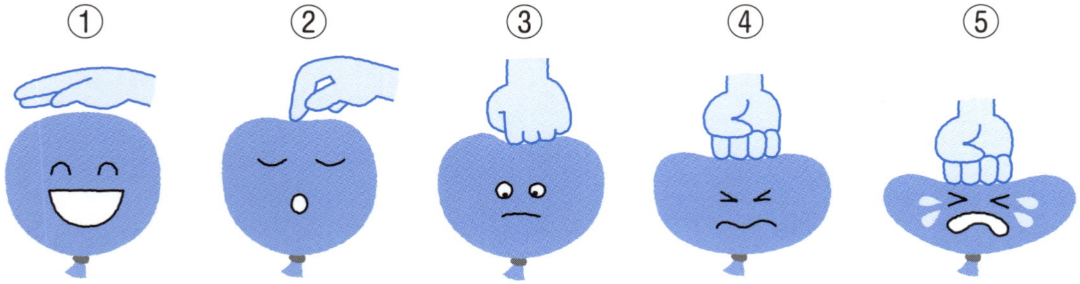

① ② ③ ④ ⑤

私の気持ち凹み度は（　　　　　　　　　　）です。

（　　　）日くらい続いています。

理由は、（　　　　　　　　　　）からです。

そうなんだ！（　　　　　　　　　）！

（　　　　　　　　　　　　　　　　　　　　）

名前（　　　　　　　　　）

そうなんだ！（　　　　　　　　　）！

（　　　　　　　　　　　　　　　　　　　　）

名前（　　　　　　　　　）

（ 6 ）年（　7　）番

お友だちと会話してみよう
まず、となりの人と会話してみよう！ 次に
他のお友だちにも声かけをしてもらおう！

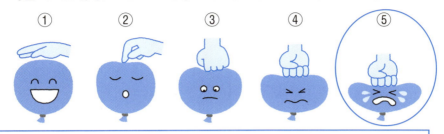

① ② ③ ④ ⑤

私 の気持ち凹み度は（　⑤　かなり凹んでしまった風船　）です。

（　30　）日くらい続いています。

理由は、（　父母の仲が悪くて雰囲気が悪い　）からです。

そうなんだ！（　苦労してるのね　）！

（　家の雰囲気が悪いと凹むよね。わかるわかる！　）

名前（　みき　）

そうなんだ！（　しんどいよなぁ　）！

（　どうしようもないのかなぁ！仲良くなる方法は何かないの
かなぁ……）　　　　　　　　　　名前（　こうすけ　）

教示　さて、みなさんは、最近は、どんな気持ちがしていますか？プリントを見てください。まず、上の
□□□□□□ の中の（　　）に言葉を入れてみましょう。正解というものはありませんから、
何でも入れていいですよ！
1. 私の気持ち凹み度は（　自分に最も合う凹み度の番号を入れる　）です。
（　その気持ち凹み度が続いている時間を入れる　）日くらい続いています。理由は、
（　その気持ち凹み度の理由だと思う事柄を書き込む　）からです。
2. 次に、隣の人と交換します。隣の人は下の □□□□□□ の中に言葉を入れます。相手に返しますから、
悲しい傷つく言葉はタブーです。そうなんだ！（　声かけ言葉を選ぶ　）だね！
（　相手の気持ちに配慮した心温まる言葉をふくむ感想を書き入れる　）最後にサインして返します！
3. さらに、他の人と交換して、2を繰り返してもらいます。
今の自分の気持ちを凹み度にたとえて、わかりやすく表現します。
そこで自分を客観的に捉え、自己分析を促します。
ポイントは、お友だちの「気持ち凹み度」に共感すること、そしてその理由をよく理解して、できればお友だ
ちの立場に立って一緒に喜んだり悩んだりできることなのです。

(　) 年 (　　　) 番

今日の気持ち葉っぱは？

下の番号を、絵と一緒に○でかこもう！

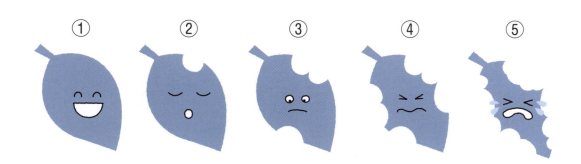

① 　　　　② 　　　　③ 　　　　④ 　　　　⑤

・今日の 私の 気持ち 葉っぱは

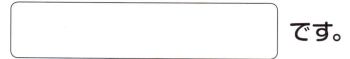

です。

・ [　　　　　　　　] 日くらい続いています。

・理由は、

[　　　　　　　　　　　　　　　　　　　　　　　　　　　　　　]

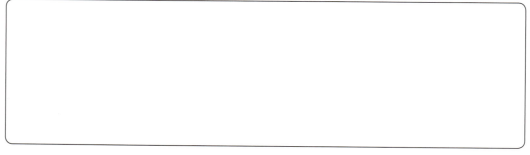

だからです。

今日の気持ち葉っぱは？

（4）年（ 6 ）番

> 出席番号でも名前でも、シートを記入した子どもを教師が把握でき、子どもの声が教師に届けばよい

下の番号を、絵と一緒に○でかこもう！

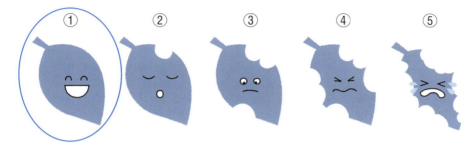

① ② ③ ④ ⑤

・今日の 私の 気持ち 葉っぱは

| ① 生き生きとしたみずみずしい若葉 | です。

・| 5 | 日くらい続いています。

・理由は、

| 友達がやさしく
学校が楽しい |

だからです。

教示 さて、みなさんは、最近はどんな気持ちがしていますか？「今日の気持ち葉っぱは？」のプリントを見てください。今日の自分の気持ちを葉っぱにたとえて、わかりやすく表現します。
　とても気分がいいときは、生き生きとしたみずみずしい葉っぱでしょう。気にかかることがあるときは、少し葉っぱも虫に食われているかもしれません。ひょっとしたら、すごく腹が立っていてイライラしていたり、悲しかったりすると、葉っぱの色も虫食いも進んでしまうかもしれませんね！葉っぱの色も虫食い度も変わるように、気持ちもいろいろ変わります。いつも青々としたみずみずしい葉っぱがいいというわけではなく、少し秋の色に染まった少し虫にも自分の栄養を与えたような、静かな気持ちがいいときもあるのです。
　では、今日の気持ち葉っぱに○をつけて、[＿＿＿＿＿]に言葉を入れてみましょう！
　ポイントは、今の自分の気持ちがどんな状態なのかをきちんと把握して理解できていることなのです。

（　　）年（　　　　）番

それぞれの葉っぱを選んだお友だちへ
声のかけ方を考えてみよう

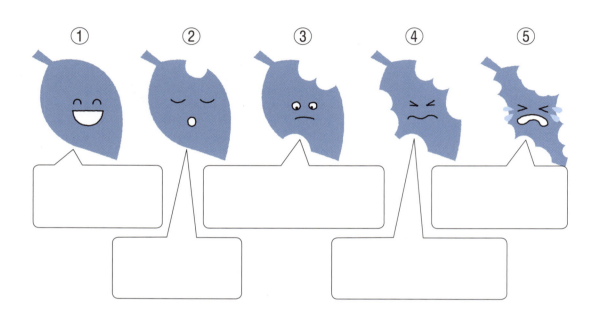

それぞれの葉っぱに合う、声かけことばを選んでみよう！

よかったね！　　大変だね！　　いいなぁ！　　いろいろあるよ！

すごいなぁ！　　そうなんだ！　　いいね！

しんどいよなぁ！

良い感じね！　　そうなんだ！　　ふつうなんだね！

落ち着いてるんだね！　　そんなときもあるよね！

大丈夫？　　苦労してるのね！

＊自分で作って、入れられるとすごいね！！

（ 4 ）年（　6　）番

それぞれの葉っぱを選んだお友だちへ
声のかけ方を考えてみよう

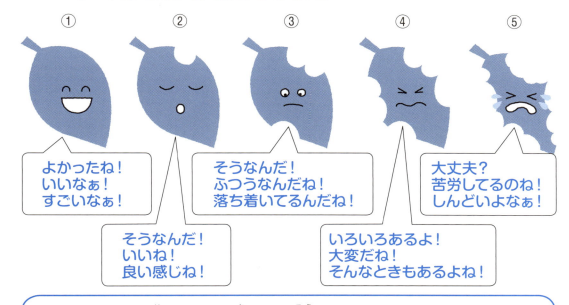

① よかったね！ いいなぁ！ すごいなぁ！

② そうなんだ！ いいね！ 良い感じね！

③ そうなんだ！ ふつうなんだね！ 落ち着いてるんだね！

④ いろいろあるよ！ 大変だね！ そんなときもあるよね！

⑤ 大丈夫？ 苦労してるのね！ しんどいよなぁ！

それぞれの葉っぱに合う、声かけことばを
選んでみよう！

よかったね！　大変だね！　いいなぁ！　いろいろあるよ！　すごいなぁ！

そうなんだ！　　いいね！　　　しんどいよなぁ！　　良い感じね！

そうなんだ！　　ふつうなんだね！　　落ち着いてるんだね！

そんなときもあるよね！　大丈夫？　　苦労してるのね！

＊自分で作って、入れられるとすごいね！！

教示　さて、今度は、相手の気持ち葉っぱにコメントします！相手にかけてあげたい言葉を下の　　　　から選んで入れてみましょう。
・「生き生きとしたみずみずしい若葉」選んだ人には、「よかったね！いいなぁ！すごいなぁ！」などの言葉を声かけします。
・「少し虫食いのある葉っぱ」を選んだ人には、「そうなんだ！いいね！良い感じね！」などの言葉を声かけします。
・「やや色も変わり虫食いのある葉っぱ」を選んだ人には、「そうなんだ！ふつうなんだね！落ち着いてるんだね！」などの言葉を声かけします。
・「けっこう色が変わり虫食いの進んだ葉っぱ」を選んだ人には、「いろいろあるよ！大変だね！そんなときもあるよね！」などの言葉を声かけします。
・「かなり色が変わり枯れて虫食いだらけになった葉っぱ」を選んだ人には、「大丈夫？苦労してるのね！しんどいよなぁ！」などの言葉を声かけします。
自分で作って入れられるとすごいですね！！
ポイントは、自分がかけてもらって心地良い言葉を、相手のことを思ってタイミング良く相手にかけてあげられることです！

（　　）年（　　　　　　）番

お友だちと会話してみよう
まず、となりの人と会話してみよう！　次に他のお友だちにも声かけをしてもらおう！

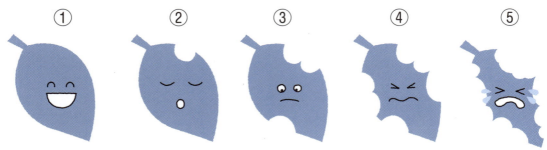

①　　　　②　　　　③　　　　④　　　　⑤

私の気持ち葉っぱは（　　　　　　　　　　）です。

（　　　）日くらい続いています。

理由は、（　　　　　　　　　　　　）からです。

そうなんだ！（　　　　　　　　　）！

（　　　　　　　　　　　　　　　　　　　　　　）

名前（　　　　　　　　）

そうなんだ！（　　　　　　　　　）！

（　　　　　　　　　　　　　　　　　　　　　　）

名前（　　　　　　　　）

（ 4 ）年（　6　）番

お友だちと会話してみよう
まず、となりの人と会話してみよう！ 次に
他のお友だちにも声かけをしてもらおう！

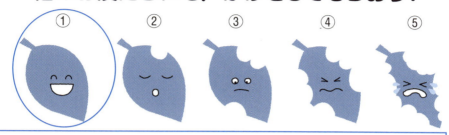

① ② ③ ④ ⑤

私の気持ち葉っぱは（　① 生き生きとしたみずみずしい若葉　）です。
（　5　）日くらい続いています。
理由は、（　友達がやさしく学校が楽しい　）からです。

そうなんだ！（　すごいなぁ　）！
（　あなたがみんなにやさしいから、みんながやさしくなって学校が楽しいんだね！　）
名前（　まこ　）

そうなんだ！（　よかったね　）！
（　友だちがやさしくて学校が楽しいって、ホント最高だね！　）
名前（　ひでと　）

教示　さて、みなさんは、最近は、どんな気持ちがしていますか？プリントを見てください。まず、上の [＿＿＿＿＿＿] の中の（　　）に言葉を入れてみましょう。正解というものはありませんから、何でも入れていいですよ！

1. 私の気持ち葉っぱは（　自分に最も合う気持ち葉っぱの番号を入れる　）です。
（　その気持ち葉っぱが続いている時間を入れる　）日くらい続いています。理由は、（　その気持ち葉っぱの理由だと思う事柄を書き込む　）からです。

2. 次に、隣の人と交換します。隣の人は下の [＿＿＿＿＿＿] の中に言葉を入れます。相手に返しますから、悲しい傷つく言葉はタブーです。そうなんだ！（　声かけ言葉を選ぶ　）だね！
（　相手の気持ちに配慮した心温まるうれしい言葉をふくむ感想を書き入れる　）最後にサインして返します！

3. さらに、他の人と交換して、2を繰り返してもらいます。
今の自分の気持ちを葉っぱにたとえて、わかりやすく表現します。
そこで自分を客観的に捉え、自己分析を促します。
ポイントは、お友だちの「気持ち葉っぱ」に共感すること、そしてその理由をよく理解して、できればお友だちの立場に立って一緒に喜んだり悩んだりできることなのです。

(　)年(　　　　)番

今日の気持ちを吹き出しで表すと？

下の番号を、絵と一緒に○でかこもう！

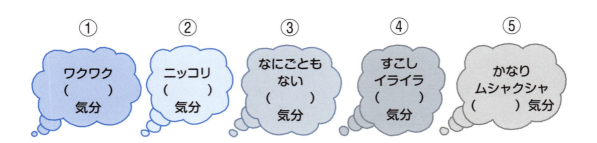

① ワクワク（　　）気分 　② ニッコリ（　　）気分 　③ なにごともない（　　）気分 　④ すこしイライラ（　　）気分 　⑤ かなりムシャクシャ（　　）気分

・今日の 私 の 気持ちを 吹き出しで 表 すと

　　　　　　　　　　　　　　です。

・　　　　　　　　　　　　日くらい続いています。

・理由は、

だからです。

（ 6 ）年（ 9 ）番

今日の気持ちを吹き出しで表すと？

下の番号を、絵と一緒に○でかこもう！

> 出席番号でも名前でも、シートを記入した子どもを教師が把握でき、子どもの声が教師に届けばよい

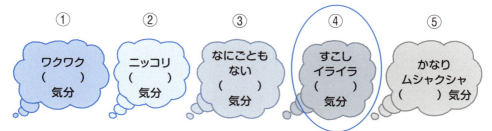

① ワクワク（　）気分
② ニッコリ（　）気分
③ なにごともない（　）気分
④ すこしイライラ（　）気分
⑤ かなりムシャクシャ（　）気分

・今日の 私の 気持ちを 吹き出しで 表すと

④ すこしイライラ （かなしい） 気分 です。

・ 35 日くらい続いています。

・理由は、

> いつも
> ウンが悪い

だからです。

教示 さて、みなさんは、最近はどんな気持ちがしていますか？「今日の気持ちを吹き出しで表すと？」のプリントを見てください。今日の自分の気持ちを吹き出しにして、わかりやすく表現します。
とても気分がいいときは、ワクワク、ニッコリでしょう。気にかかることがあるときは、何ごともない、少しイライラになっているかもしれません。ひょっとしたら、すごく腹が立っていてイライラしていたり、悲しかったりすると、かなりムシャクシャかもしれませんね！吹き出しも変わるように、気持ちもいろいろ変わります。いつもワクワクがいいというわけではなく、少し低め中間の何ごともないのような、静かな気持ちがいいときもあるのです。
では、今日の気持ちの吹き出しに○をつけて、自分の気持ちを自分で表現できるように吹き出しに自由記述箇所を（　）で入れています。さらに ☐ に言葉を入れてみましょう！
ポイントは、今の自分の気持ちがどんな状態なのかをきちんと把握して理解できていることなのです。

（　　）年（　　　　　）番

それぞれの吹き出しを選び、（　　　）に書き入れたお友だちへ声のかけ方を考えてみよう

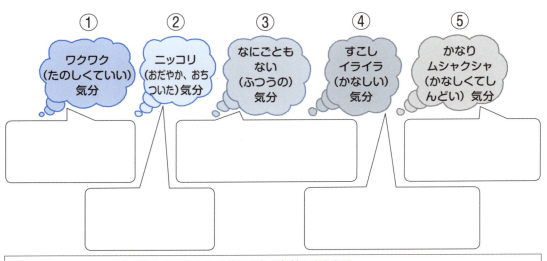

```
①              ②              ③              ④              ⑤
ワクワク       ニッコリ       なにごとも     すこし         かなり
（たのしくて   （おだやか、    ない           イライラ       ムシャクシャ
いい）         おち           （ふつうの）   （かなしい）   （かなしくてし
気分           ついた）気分   気分           気分           んどい）気分
```

＊（　　　）の中には、それぞれに関連した具体的な自分の気持ちを入れる
① （たのしくていい）② （おだやか、おちついた）③ （ふつうの）④ （かなしい、ゆううつ）⑤ （かなしくてしんどい）

それぞれの吹き出しに合う、声かけことばを選んでみよう！

よかったね！　　大変だね！　　いいなぁ！　　いろいろあるよ！

すごいなぁ！　　そうなんだ！　　いいね！

しんどいよなぁ！

良い感じね！　　そうなんだ！　　ふつうなんだね！

落ち着いてるんだね！　　そんなときもあるよね！

大丈夫？　　苦労してるのね！

＊自分で作って、入れられるとすごいね！！

（6）年（　9　）番

それぞれの吹き出しを選び、（　　）に書き入れたお友だちへ声のかけ方を考えてみよう

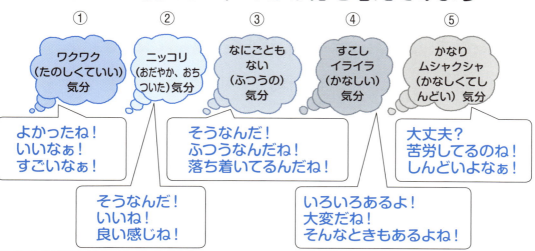

＊（　　）の中には、それぞれに関連した具体的な自分の気持ちを入れる
① （たのしくていい）　② （おだやか、おちついた）　③ （ふつうの）　④ （かなしい、ゆううつ）　⑤ （かなしくてしんどい）

それぞれの吹き出しに合う、声かけことばを選んでみよう！

よかったね！　大変だね！　いいなぁ！　いろいろあるよ！　すごいなぁ！

そうなんだ！　　いいね！　　しんどいよなぁ！　　良い感じね！

そうなんだ！　　ふつうなんだね！　　落ち着いてるんだね！

そんなときもあるよね！　大丈夫？　　苦労してるのね！

＊自分で作って、入れられるとすごいね！！

教示　さて、今度は、相手の気持ちの吹き出しにコメントします！相手にかけてあげたい言葉を下の＿＿＿＿＿から選んで入れてみましょう。
・「ワクワク（　　）気分」を選んだ人には、「よかったね！いいなぁ！すごいなぁ！」などの言葉を声かけします。
・「ニッコリ（　　）気分」を選んだ人には、「そうなんだ！いいね！良い感じね！」などの言葉を声かけします。
・「なにごともない（　　）気分」を選んだ人には、「そうなんだ！ふつうなんだね！落ち着いてるんだね！」などの言葉を声かけします。
・「すこしイライラ（　　）気分」を選んだ人には、「いろいろあるよ！大変だね！そんなときもあるよね！」などの言葉を声かけします。
・「かなりムシャクシャ（　　）気分」を選んだ人には、「大丈夫？苦労してるのね！しんどいよなぁ！」などの言葉を声かけします。
（　　）も入れてみよう！　自分で作って入れられるとすごいですね！！
ポイントは、自分がかけてもらって心地良い言葉を、相手のことを思ってタイミング良く相手にかけてあげられることです！

（　　）年（　　　　　）番

お友だちと会話してみよう
まず、となりの人と会話してみよう！ 次に他のお友だちにも声かけをしてもらおう！

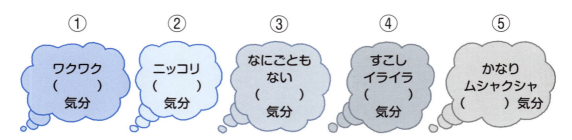

①	②	③	④	⑤
ワクワク（　　）気分	ニッコリ（　　）気分	なにごともない（　　）気分	すこしイライラ（　　）気分	かなりムシャクシャ（　　）気分

私の気持ち吹き出しは（　　　　　　　　　　）です。

（　　　）日くらい続いています。

理由は、（　　　　　　　　　　　）からです。

そうなんだ！（　　　　　　　　　　）！

（　　　　　　　　　　　　　　　　　　　）

名前（　　　　　　　　　　）

そうなんだ！（　　　　　　　　　　）！

（　　　　　　　　　　　　　　　　　　　）

名前（　　　　　　　　　　）

（ 6 ）年（ 9 ）番

お友だちと会話（かいわ）してみよう
まず、となりの人（ひと）と会話（かいわ）してみよう！次（つぎ）に
他（ほか）のお友だちにも声（こえ）かけをしてもらおう！

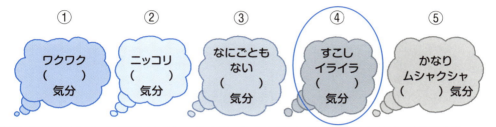

① ワクワク（　　）気分
② ニッコリ（　　）気分
③ なにごともない（　　）気分
④ すこしイライラ（　　）気分
⑤ かなりムシャクシャ（　　）気分

私（わたし）の気持（きも）ち吹（ふ）き出（だ）しは（　④ すこしイライラ（かなしい）気分　）です。

（　35　）日（にち）くらい続（つづ）いています。

理由（りゆう）は、（　いつもウンが悪い　）からです。

そうなんだ！（　大変だね　）！

（　全然知らなかったよ！私でよかったら話を聞かせてもらってもいい？　）

名前（　ゆきこ　）

そうなんだ！（　そんなときもあるよ　）！

（　ウンが悪い？どんなことがあったのかな？心配だな！　）

名前（　あきと　）

教示 さて、みなさんは、最近は、どんな気持ちがしていますか？プリントを見てください。まず、上の □□□□□□ の中の（　　　）に言葉を入れてみましょう。正解というものはありませんから、何でも入れていいですよ！

1. 私の気持ち吹き出しは（　自分に最も合う気持ち吹き出しの番号を入れる　）です。
　（　その気持ち吹き出しが続いている時間を入れる　）日くらい続いています。理由は、（　その気持ち吹き出しの理由だと思う事柄を書き込む　）からです。

2. 次に、隣の人と交換します。隣の人は下の □□□□□□ の中に言葉を入れます。相手に返しますから、悲しい傷つく言葉はタブーです。そうなんだ！（　声かけ言葉を選ぶ　）だね！
　（　相手の気持ちに配慮した心温まるうれしい言葉をふくむ感想を書き入れる　）最後にサインして返します！

3. さらに、他の人と交換して、2を繰り返してもらいます。

今の自分の気持ちを吹き出しに書いて、わかりやすく表現します。

そこで自分を客観的に捉え、自己分析を促します。

ポイントは、お友だちの「気持ち吹き出し」に共感すること、そしてその理由をよく理解して、できればお友だちの立場に立って一緒に喜んだり悩んだりできることなのです。

（　）年（　　　　　）番

お友だち（Aさん）の身体の様子を
見て感じて声かけをしてみよう

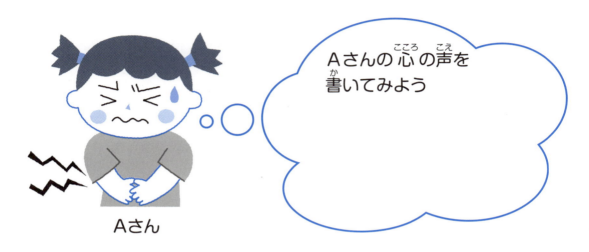

Aさんの心の声を
書いてみよう

Aさん

---

① このお友だち（Aさん）が、困っていることは
なんだろう？

---

② あなたは、Aさんに どんな声かけする？

---

③ あなたは、Aさんのことを どこに だれに相談する？

＊近くのお友だちと話してみよう

（１）年（　２　）番

お友だち（Aさん）の身体の様子を 見て感じて声かけをしてみよう

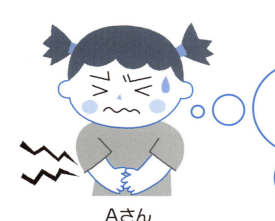

Aさん

Aさんの心の声を書いてみよう

何だかお腹の調子が悪いよう！
いたたたた…

---

① このお友だち（Aさん）が、困っていることはなんだろう？

腹痛（胃の痛み、下痢など）の可能性

---

② あなたは、Aさんに どんな声かけする？

「もしかして、お腹が痛い？」「しんどそうだね。がまんできない痛みかな？」「大丈夫？私に何かできることない？」
＊何も言わないで知らんぷりはNG！

---

③ あなたは、Aさんのことを どこに だれに相談する？

担任・副担任の先生、養護教諭
＊予め、自分が困ったとき、自分がヘルプを出せる人（資源）をリストアップしておくこと！　＊近くのお友だちと話してみよう

＊近くのお友だちと話してみよう

（　　）年（　　　　　）番

お友だちと話し合ってみよう

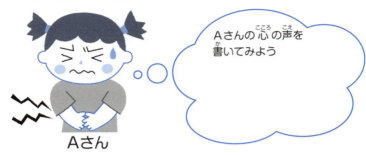

Aさんの心の声を
書いてみよう

Aさん

次のAさんとの会話のどこがいけないか考えてみよう

パターンⅠ

自　分：「Aさんは、よくお腹が痛そうなんだけど、どうしたの？」

Aさん：「…… そう？そんなことないと思うけど ……」

自　分：「食べ過ぎ？反対に食べれないの？もしくは、どこか身体が悪いのかな？」

Aさん：「ちゃんと食べてるけど …… 」

自　分：「そしたら、気分だよ！シャキッとしなよ！」

Aさん：「 …… 」

パターンⅡ

自　分：「どうしたの？」

Aさん：「何でもないよ！大丈夫 ……」

自　分：「そうなの？しんどいのかと思ったんだけど ……」

Aさん：「大丈夫！もう治ったよ…誰にも言わないで …… ね！」

自　分：「治ったんだね。誰にも言わない！」

Aさん：「 …… 」

望ましい「声かけ」を作ってみよう

自　分：「　　　　　　　　　　　　　　　　　　　　　　　　　　　」

Aさん：「　　　　　　　　　　　　　　　　　　　　　　　　　　　」

自　分：「　　　　　　　　　　　　　　　　　　　　　　　　　　　」

Aさん：「　　　　　　　　　　　　　　　　　　　　　　　　　　　」

自　分：「　　　　　　　　　　　　　　　　　　　　　　　　　　　」

Aさん：「　　　　　　　　　　　　　　　　　　　　　　　　　　　」

○もし相談するとしたら…

どこへ？　　だれに？

どうやって？

（1）年（　2　）番

お友だちと話し合ってみよう

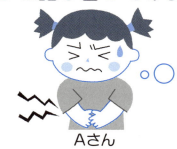

Aさん

> Aさんの心の声を書いてみよう
> どうしよう！だんだん痛くなってきた。困るなぁ！！
> どうしようかなぁ ……

次のAさんとの会話のどこがいけないか考えてみよう

パターンⅠ ← 「価値観の押しつけ」になり、お友だちはわかってくれない気持ちになってしまいます。

自　分：「Aさんは、よくお腹が痛そうなんだけど、どうしたの？」

Aさん：「 …… そう？そんなことないと思うけど …… 」

自　分：「食べ過ぎ？反対に食べれないの？もしくは、どこか身体が悪いのかな？」

Aさん：「ちゃんと食べてるけど …… 」

> 一般論や自分の考えを相手におしつけると、相手は本音を言えなくなってしまいます。

自　分：「そしたら、気分だよ！シャキッとしなよ！」

Aさん：「 …… 」

パターンⅡ ← 「文字通りの受け取り」になり、お友だちはわかってくれない気持ちになってしまいます。

自　分：「どうしたの？」

Aさん：「何でもないよ！大丈夫 …… 」

自　分：「そうなの？しんどいのかと思ったんだけど …… 」

Aさん：「大丈夫！もう治ったよ…誰にも言わないで …… ね！」

> 相手の隠された気持ちに気づいていない可能性があるかもしれません。「本当に治ったの？誰にも言ってほしくないの？」と相手の言った言葉を繰り返してみるのもおすすめです。

自　分：「治ったんだね。誰にも言わない！」

Aさん：「 …… 」

望ましい「声かけ」を作ってみよう

自　分：「最近よくお腹が痛そうなんだけど、大丈夫？ 」

Aさん：「 …… そう？そんなことないと思うけど …… 」

自　分：「いつもよりしんどそうにも見えるから、私は、ちょっと心配 …… ちゃんと食べてる？ 」

Aさん：「 ありがとう！心配してくれて…… 」

自　分：「もし困っていたら相談にのるよ！一度、保健室の先生にも相談してみてもいいかも。一緒に先生との相談にもついていくよ！何でも言って！私もあなたの役に立てればうれしいから」

Aさん：「 うん。心配してくれてありがとう …… 」

> お友だちはわかってくれたという気持ちになります。

○もし相談するとしたら…

どこへ？　だれに？　保健室の養護の先生　担任の先生

どうやって？　一緒に付き添って行く　先生に自分からお友だちの様子を知らせる

（　）年（　　　　）番

お友だち（Bさん）の身体の様子を
見て感じて声かけをしてみよう

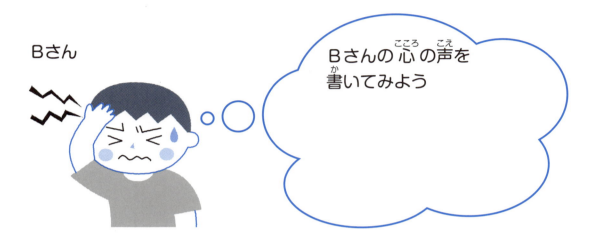

Bさん

Bさんの心の声を
書いてみよう

① このお友だち（Bさん）が、困っていることはなんだろう？

② あなたは、Bさんに どんな声かけする？

③ あなたは、Bさんのことを どこに だれに相談する？

＊近くのお友だちと話してみよう

（２）年（　　３　　）番

お友だち（Bさん）の身体の様子を 見て感じて声かけをしてみよう

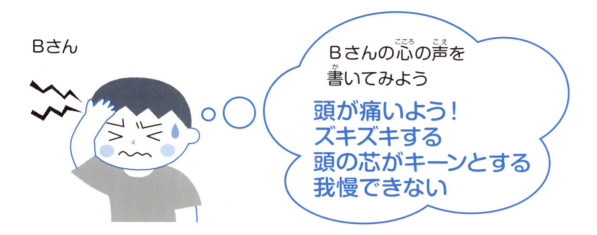

Bさん

Bさんの心の声を 書いてみよう

頭が痛いよう！
ズキズキする
頭の芯がキーンとする
我慢できない

① このお友だち（Bさん）が、困っていることはなんだろう？

頭痛の可能性

② あなたは、Bさんに どんな声かけする？

「頭が痛そうだね！」「がまんできそうにないみたいだけど……」
「大丈夫？私に何かできることない？」
＊何も言わないで知らんぷりはNG！

③ あなたは、Bさんのことを どこに だれに相談する？

担任・副担任の先生、養護教諭
＊予め、自分が困ったとき、自分がヘルプを出せる人（資源）を
　リストアップしておくこと！

＊近くのお友だちと話してみよう

77

（　）年（　　　　　）番

お友だちと話し合ってみよう

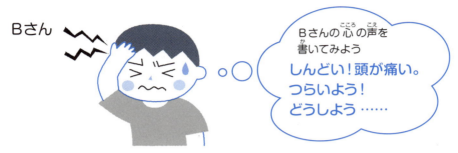

Bさん

Bさんの心の声を
書いてみよう

しんどい！頭が痛い。
つらいよう！
どうしよう ……

次のBさんとの会話のどこがいけないか考えてみよう

パターンⅠ

自　分：「Bさん、頭が痛そうなんだけど、熱は？風邪引いた？」

Bさん：「 …… そう？そんなことないと思うけど …… 」

自　分：「そしたら、気合が足らないんじゃない？　やる気がないとか …… 」

Bさん：「そうなんだけど …… なかなか …… 」

自　分：「みんな、頑張ってるのだから、頭が痛いぐらいで弱音を吐くなんてダメだよ！」

Bさん：「 …… 」

パターンⅡ

自　分：「どうしたの？」

Bさん：「何でもないよ！頭が痛いだけ …… 」

自　分：「そうなんだ。薬、飲みなよ！」

Bさん：「それほどでもないし …… 薬、持ってないし …… 」

自　分：「じゃあ、これあげるよ！すぐ効くよ！」

Bさん：「 …… 」

望ましい「声かけ」を作ってみよう

自　分：「　　　　　　　　　　　　　　　　　　　　　　　　　」

Bさん：「　　　　　　　　　　　　　　　　　　　　　　　　　」

自　分：「　　　　　　　　　　　　　　　　　　　　　　　　　」

Bさん：「　　　　　　　　　　　　　　　　　　　　　　　　　」

自　分：「　　　　　　　　　　　　　　　　　　　　　　　　　」

Bさん：「　　　　　　　　　　　　　　　　　　　　　　　　　」

○もし相談するとしたら ……

どこへ？　だれに？

どうやって？

（ 2 ）年（ 3 ）番

お友だちと話し合ってみよう

Bさん

Bさんの心の声を
書いてみよう

どうしよう！だんだん痛く
なってきた。困るなぁ！！
どうしようかなぁ……

次のBさんとの会話のどこがいけないか考えてみよう

パターンⅠ

「価値観の押しつけ」になり、お友だちはわかってくれない気持ちになってしまいます。

自　分：「Bさん、頭が痛そうなんだけど、熱は？風邪引いた？」

Bさん：「…… そう？そんなことないと思うけど……」

自　分：「そしたら、気合が足らないんじゃない？　やる気がないとか……」

Bさん：「そうなんだけど…… なかなか……」

自　分：「みんな、頑張ってるのだから、頭が痛いぐらいで弱音を吐くなんてダメだよ！」

Bさん：「……」

「みんな」という自分の観念を相手に押しつけ、頭痛の程度もわかろうともせず「弱音を吐く」と捉えてしまい、Bさん自身を否定しています。

パターンⅡ

「迷惑で危険な強要」になり、お友だちは困ってしまいます。

自　分：「どうしたの？」

Bさん：「何でもないよ！頭が痛いだけ……」

自　分：「そうなんだ。薬、飲みなよ！」

Bさん：「それほどでもないし…… 薬、持ってないし……」

自　分：「じゃあ、これあげるよ！すぐ効くよ！」

Bさん：「……」

自分の考えを相手に強要し、命令しています。また薬を与える危険行為です。相手が軽く考えて服用したりすると危険ですし、本音を言えなくなってしまいます。

望ましい「声かけ」を作ってみよう（みんなの前で紹介してみよう）

自　分：「Bさん、頭が痛そうなんだけど、大丈夫？」

Bさん：「…… そう？そんなことないと思うけど……」

自　分：「いつもより元気がないようにも見えるから、私は、ちょっと心配…… 熱とかないのかなぁ？」

Bさん：「ありがとう！心配してくれて……」

自　分：「もし困っていたら相談にのるよ！一度、保健室の先生にも相談してみてもいいかも。一緒に先生との相談にもついていくよ！何でも言って！私もあなたの役に立てればうれしいから」

Bさん：「うん。心配してくれてありがとう……」

お友だちはわかってくれたという気持ちになります。

○もしBさんのことを相談するとしたら……

どこへ？　だれに？　保健室の養護の先生　担任の先生

どうやって？　一緒に付き添って行く　先生に自分からお友だちの様子を知らせる

（　）年（　　　　　）番

お友だち（Cさん）の身体の様子を見て感じて声かけをしてみよう

Cさん

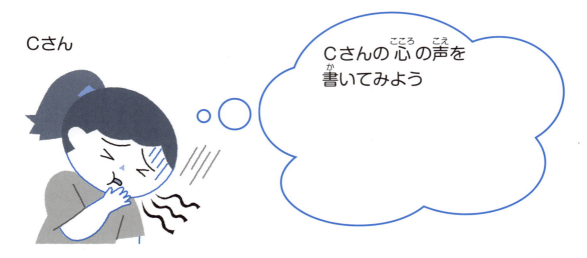

Cさんの心の声を
書いてみよう

---

① このお友だち（Cさん）が、困っていることはなんだろう？

---

② あなたは、Cさんに どんな声かけする？

---

③ あなたは、Cさんのことを どこに だれに 相談する？

＊近くのお友だちと話してみよう

（3）年（　4　）番

お友だち（Cさん）の身体の様子を
見て感じて声かけをしてみよう

Cさん

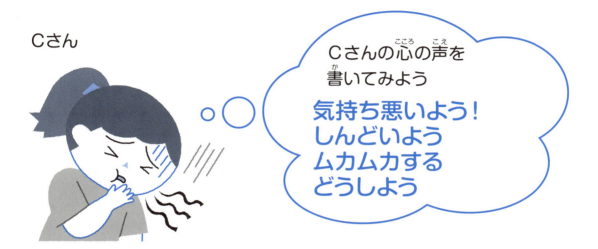

Cさんの心の声を
書いてみよう

気持ち悪いよう！
しんどいよう
ムカムカする
どうしよう

① このお友だち（Cさん）が、困っていることはなんだろう？

吐き気（食あたり、めまい、気分不良等）の可能性

② あなたは、Cさんに どんな声かけする？

「もしかして吐きそう？」「お腹は痛くないの？手洗い場へ行く？」
「大丈夫？私に何かできることない？」
＊何も言わないで知らんぷりはNG！

③ あなたは、Cさんのことを どこに だれに相談する？

吐きたい場合は、トイレ・手洗い場へ誘導、担任・副担任の先生、養護教諭
＊予め、自分が困ったとき、自分がヘルプを出せる人（資源）を
　リストアップしておくこと！

＊近くのお友だちと話してみよう

(）年（ 　　　　）番

お友だちと話し合ってみよう

Cさん

> Cさんの心の声を
> 書いてみよう
> もう無理 …… 吐きそう
> 気持ち悪くて
> しんどいよう

次のCさんとの会話のどこがいけないか考えてみよう

パターンⅠ

自　分：「Cさん、ムカムカしてるの？吐きそうな感じだけど、大丈夫？」

Cさん：「 …… そう？そんなことないと思うけど …… 」

自　分：「何か悪いもの食べた？もしくは …… どこか身体が悪いのかな？」

Cさん：「悪いものは食べてないはず …… 」

自　分：「そしたら、気分だよ！みんないろいろあってもちゃんとしてるんだから、しゃんとしなよ〜！」

Cさん：「 …… 」

パターンⅡ

自　分：「どうしたの？吐きそう？」

Cさん：「う〜ん …… 」

自　分：「トイレに行ったら？ 吐いてしまえば気分よくなるよ！」

Cさん：「う〜ん …… でも …… 吐いても出ないような …… 」

自　分：「早く行ってきなよ！見てると、こっちまで吐きそうになるよ。こんなところでは吐かないでよ」

Cさん：「 …… 」

望ましい「声かけ」を作ってみよう

自　分：「　　　　　　　　　　　　　　　　　　　　　　　　　　　」

Cさん：「　　　　　　　　　　　　　　　　　　　　　　　　　　　」

自　分：「　　　　　　　　　　　　　　　　　　　　　　　　　　　」

Cさん：「　　　　　　　　　　　　　　　　　　　　　　　　　　　」

自　分：「　　　　　　　　　　　　　　　　　　　　　　　　　　　」

Cさん：「　　　　　　　　　　　　　　　　　　　　　　　　　　　」

○もし相談するとしたら ……

どこへ？　だれに？

どうやって？

お友だちと話し合ってみよう

（ 3 ）年（　　4　　）番

Cさん

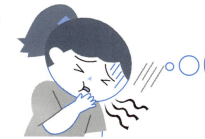

> Cさんの心の声を
> 書いてみよう
>
> どうしよう！だんだん苦し
> くなってきた。困るなぁ！！
> どうしようかなぁ……

次のCさんとの会話のどこがいけないか考えてみよう

パターンⅠ ◀ 「価値観の押しつけ」になり、お友だちはわかってくれない気持ちになってしまいます。

自　分：「Cさん、ムカムカしてるの？吐きそうな感じだけど、大丈夫？」

Cさん：「…… そう？そんなことないと思うけど ……」

自　分：「何か悪いもの食べた？もしくは …… どこか身体が悪いのかな？」

Cさん：「悪いものは食べてないはず ……」

自　分：「そしたら、気分だよ！みんないろいろあってもちゃんとしてるんだから、しゃんとしなよ～！」

Cさん：「……」

> 「相手の心配より自分」になり、お友だち
> は悲しい気分になってしまいます。

> 「気分！」「みんな」という自分の
> 考えを相手に押しつけ、「ちゃんと」
> 「しゃんと」など曖昧な表現で、C
> さんには、真意を伝えようとして
> いません。

パターンⅡ

自　分：「どうしたの？吐きそう？」

Cさん：「う～ん ……」

自　分：「トイレに行ったら？ 吐いてしまえば気分よくなるよ！」

Cさん：「う～ん …… でも …… 吐いても出ないような ……」

自　分：「早く行ってきなよ！見てると、こっちまで吐きそうになるよ。こんなところでは吐かないでよ」

Cさん：「……」

> 相手の気持ちに配慮せず、命令
> しています。またこちらが迷惑
> を被る趣旨の発言が、相手を一
> 層傷つける結果になっています。

望ましい「声かけ」を作ってみよう（みんなの前で紹介してみよう）

自　分：「Cさん、何だか気分が悪そうなのだけど、大丈夫？」

Cさん：「…… そう？大丈夫だと思うけど、吐き気がしてしんどいの ……」

自　分：「そうなんだ！吐き気がするんだ！私でよかったら、トイレまでついていくよ！」

Cさん：「ありがとう！心配してくれて…… 今は、まだ大丈夫」

自　分：「そう。少し安心。何か困っていたら相談にのるよ！一度、先生にも相談してみてもいいかも。一緒に先
　　　　生との相談にもついていくよ！何でも言って！私もあなたの役に立てればうれしいから」

Cさん：「うん。心配してくれてありがとう ……」

> お友だちはわかってくれたという気持ちに
> なります。

○もしCさんのことを相談するとしたら ……

どこへ？　だれに？　保健室の養護の先生　担任の先生

どうやって？　一緒に付き添って行く　先生に自分からお友だちの様子を知らせる

(）年（ 　　　　）番

お友<ruby>友<rt>とも</rt></ruby>だち（Dさん）の雰<ruby>雰<rt>ふん</rt></ruby>囲<ruby>囲<rt>い</rt></ruby>気<ruby>気<rt>き</rt></ruby>・心<ruby>心<rt>こころ</rt></ruby>を
見<ruby>見<rt>み</rt></ruby>て感<ruby>感<rt>かん</rt></ruby>じて声<ruby>声<rt>こえ</rt></ruby>かけをしてみよう

Dさん

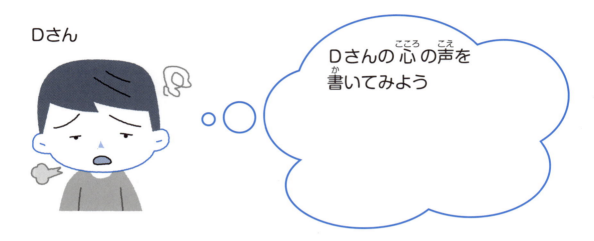

Dさんの心の声を
書いてみよう

① このお友だち（Dさん）が、困っていることはなんだろう？

② あなたは、Dさんに どんな声かけする？

③ あなたは、Dさんのことを どこに だれに相談する？

＊近くのお友だちと話してみよう

（４）年（　５　）番

お友だち（Dさん）の雰囲気・心を
見て感じて声かけをしてみよう

Dさん

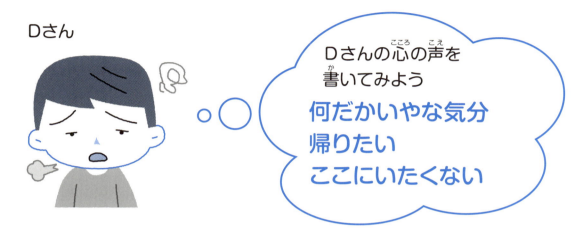

Dさんの心の声を
書いてみよう

何だかいやな気分
帰りたい
ここにいたくない

---

① このお友だち（Dさん）が、困っていることはなんだろう？

なんだか元気がない、倦怠感、焦燥感、不安感、
抑うつ感がある、ため息をよくつく、あまり笑わなくなった、
集中力が落ちている等

---

② あなたは、Dさんに どんな声かけする？

「なんだか元気がないようだけど、何かあったの？私で良かったら、
話を聞こうか」「大丈夫？私に何かできることない？」
＊何も言わないで知らんぷりはNG！

---

③ あなたは、Dさんのことを どこに だれに相談する？

担任・副担任の先生、養護教諭
＊予め、自分が困ったとき、自分がヘルプを出せる人（資源）を
　リストアップしておくこと！

＊近くのお友だちと話してみよう

85

（　　）年（　　　　　　）番

お友だちと話し合ってみよう

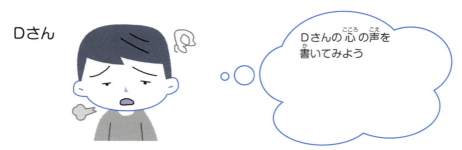

Dさん

Dさんの心の声を
書いてみよう

次のDさんとの会話のどこがいけないか考えてみよう

パターンⅠ

自　分：「Dさん、最近元気がないようだけど、何かあったの？」

Dさん：「……　そう？そんなことないと思うけど……　そうかなぁ」

自　分：「元気ないよ。そんなんじゃダメだよ！みんなだっていろいろあるんだ！やる気だよ！」

Dさん：「そうなんだけど……　なかなか……　そのやる気がでないんだ……」

自　分：「やる気が出ないのじゃなくて、出さないからダメなんだよ！自分で元気出さなきゃ
　　　　ダメだよ。誰も出してはくれないよ！」

Dさん：「……」

パターンⅡ

自　分：「どうしたの？元気ないみたいだけど……　何かあった？」

Dさん：「う～ん……　最近、家で飼っていた小鳥がいなくなったんだ」

自　分：「ふ～ん。小鳥の1羽や2羽がいなくなったって、そんなに大したことじゃないじゃない」

Dさん：「……でも……　小鳥はボクの家族だったから……　外で生きていられないと思うんだ」

自　分：「そんなことないよ！小鳥は、君の狭い家から逃げられてせいせいしてるよ！気にし
　　　　ない気にしない！次、また飼えばいいんじゃない？」

Dさん：「……」

望ましい「声かけ」を作ってみよう

自　分：「　　　　　　　　　　　　　　　　　　　　　　　　　　　　　　　　」

Dさん：「　　　　　　　　　　　　　　　　　　　　　　　　　　　　　　　　」

自　分：「　　　　　　　　　　　　　　　　　　　　　　　　　　　　　　　　」

Dさん：「　　　　　　　　　　　　　　　　　　　　　　　　　　　　　　　　」

自　分：「　　　　　　　　　　　　　　　　　　　　　　　　　　　　　　　　」

Dさん：「　　　　　　　　　　　　　　　　　　　　　　　　　　　　　　　　」

○もし相談するとしたら……

どこへ？　だれに？

どうやって？

（ 4 ）年^{ねん}（　　5　　）番^{ばん}

お友^{とも}だちと話^{はな}し合^あってみよう

Dさん

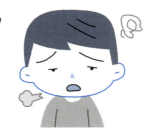

Dさんの心^{こころ}の声^{こえ}を
書^かいてみよう
もう何もする気がしない、
しんどい、つらい、
帰りたい ……

次^{つぎ}のDさんとの会話^{かいわ}のどこがいけないか考^{かんが}えてみよう

パターンI ← 「価値観の押しつけ」になり、お友だちはわかってくれない気持ちになってしまいます。

自　分：「Dさん、最近元気がないようだけど、何かあったの？」

Dさん：「…… そう？そんなことないと思うけど …… そうかなぁ」

自　分：「元気ないよ。そんなんじゃダメだよ！みんなだっていろいろあるんだ！やる気だよ！」

Dさん：「そうなんだけど …… なかなか …… そのやる気がでないんだ …… 」

自　分：「やる気が出ないのじゃなくて、出さないからダメなんだよ！自分で元気出さなきゃダメだよ。誰も出して
　　　　はくれないよ！」

Dさん：「 …… 」

「相手の気持ちに共感できない」ので、お友だちはますます悲しい気分になってしまいます。

「そんなんじゃダメ！」「みんな」「自分でしないと」という考えを一方的に相手に押しつけ、余計にDさんを追い詰めています。

パターンII ←

自　分：「どうしたの？元気ないみたいだけど …… 何かあった？」

Dさん：「う～ん …… 最近、家で飼っていた小鳥がいなくなったんだ」

自　分：「ふ～ん。小鳥の1羽や2羽がいなくなったって、そんなに大したことじゃないじゃない」

Dさん：「 …… でも …… 小鳥はボクの家族だったから …… 外で生きていられないと思うんだ」

自　分：「そんなことないよ！小鳥は、君の狭い家から逃げられてせいせいしてるよ！気にしない気にしない！次、
　　　　また飼えばいいんじゃない？」

Dさん：「 …… 」

相手の小鳥を思う気持ちに配慮せず、自分の感覚だけで返しています。Dさんは、余計に元気をなくしてしまいます。

望ましい「声かけ」を作ってみよう（みんなの前で紹介してみよう）

自　分：「Dさん、何だか元気がないみたいだけど、大丈夫？何かあったの？」

Dさん：「 …… 最近、家で飼っていた小鳥がいなくなったんだ」

自　分：「そうなんだ。それは心配だね！私でよかったら、話を聞くよ！」

Dさん：「ありがとう！心配してくれて。家族同然でね。外で生きていられないと思うと、たまらなくて …… 」

自　分：「そうなんだ。家族がいなくなったようで心配なんだね。外で生きているのかどうか …… 心配で元気が
　　　　出ないんだね！当然だよ！私だって、同じ状況なら元気出ないよ！」

Dさん：「ありがとう。わかってくれて …… うれしい」

お友だちは話してよかったという気持ちになります。

○もしDさんのことを相談するとしたら ……

どこへ？　だれに？　保健室の養護の先生　担任の先生

どうやって？　一緒に付き添って行く　先生に自分からお友だちの様子を知らせる

87

（　）年（　　　　）番

お友だち（Eさん）の雰囲気・心を 見て感じて声かけをしてみよう

Eさん

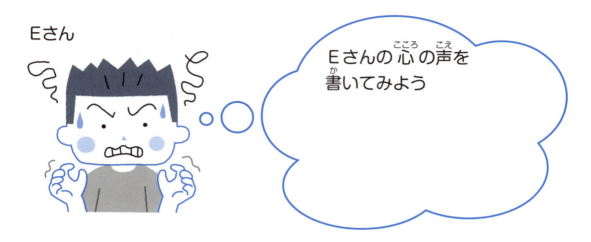

Eさんの心の声を 書いてみよう

① このお友だち（Eさん）が、困っていることはなんだろう？

② あなたは、Eさんに どんな声かけする？

③ あなたは、Eさんのことを どこに だれに相談する？

＊近くのお友だちと話してみよう

（ 6 ）年（　 7　 ）番

お友だち（Eさん）の雰囲気・心を
見て感じて声かけをしてみよう

Eさん

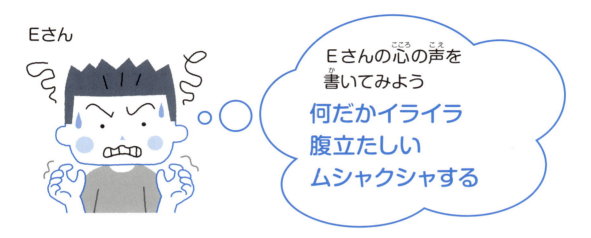

Eさんの心の声を
書いてみよう

何だかイライラ
腹立たしい
ムシャクシャする

---

① このお友だち（Eさん）が、困っていることはなんだろう？

なんだかイライラしている、手がつけられない感じ
ムカついている、ピリピリしている、一触即発状態など

---

② あなたは、Eさんに どんな声かけする？

「なんだかイライラしてるみたいだけど、何かあったの？私で良かっ
たら、話を聞こうか」「大丈夫？私に何かできることない？」
＊何も言わないで知らんぷりはNG！

---

③ あなたは、Eさんのことを どこに だれに 相談する？

担任・副担任の先生、養護教諭
＊予め、自分が困ったとき、自分がヘルプを出せる人（資源）を
　リストアップしておくこと！

＊近くのお友だちと話してみよう

（　）年（　　　　　）番

お友だちと話し合ってみよう

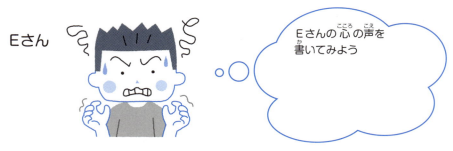

Eさん

Eさんの心の声を書いてみよう

次のEさんとの会話のどこがいけないか考えてみよう

パターンⅠ

自　分：「Eさん、最近、何だかイライラしているようだけど、何かあったの？」

Eさん：「…… そう？そんなことないと思うけど …… どうしてそんなこと言うの？」

自　分：「別に …… イライラしてないのだったらいいけど」

Eさん：「変なこと言わないでくれる。キミには、関係無いし ……。別にイライラしてないし ……」

自　分：「そうだったらいいけど …… わかった！ごめん ……」

Eさん：「……」

パターンⅡ

自　分：「どうしたの？最近、イライラしてるね！…… 何かあった？」

Eさん：「何でもないよ。大丈夫だから ……」

自　分：「ふ〜ん。わかってるんだってば！あのことでしょ。あのこと ……」

Eさん：「…… 違うって！いいから …… 放っておいてくれるかな ……」

自　分：「ハイハイ！わかってるんだってば ……。それより、明日はちゃんとしてよ！」

Eさん：「……」

望ましい「声かけ」を作ってみよう

自　分：「　　　　　　　　　　　　　　　　　　　　　　　　　　　　　　」

Eさん：「　　　　　　　　　　　　　　　　　　　　　　　　　　　　　　」

自　分：「　　　　　　　　　　　　　　　　　　　　　　　　　　　　　　」

Eさん：「　　　　　　　　　　　　　　　　　　　　　　　　　　　　　　」

自　分：「　　　　　　　　　　　　　　　　　　　　　　　　　　　　　　」

Eさん：「　　　　　　　　　　　　　　　　　　　　　　　　　　　　　　」

○もし相談するとしたら ……

どこへ？　だれに？

どうやって？

（ 6 ）年（　7　）番

お友だちと話し合ってみよう

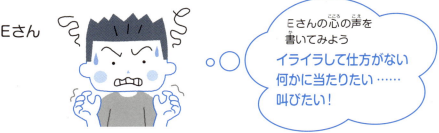

Eさん

Eさんの心の声を
書いてみよう

イライラして仕方がない
何かに当たりたい ……
叫びたい！

次のEさんとの会話のどこがいけないか考えてみよう

パターンⅠ ◀── 「引き下がり」になり、お友だちの心にはせっかくの声が届かず、余計にイライラしてしまいます。

自　分：「Eさん、最近、何だかイライラしているようだけど、何かあったの？」

Eさん：「…… そう？そんなことないと思うけど …… どうしてそんなこと言うの？」

自　分：「別に …… イライラしてないのだったらいいけど」

Eさん：「変なこと言わないでくれる。キミには、関係無いし ……。別にイライラしてないし ……」

自　分：「そうだったらいいけど …… わかった！ごめん ……」

Eさん：「……」

いくら心配していたとしても、相手の
イライラの状態をただ相手に伝える
だけでは、相手はますます本音を言
えなくなってしまいます。

パターンⅡ ◀── 「決めつけ」をしてしまい、お友だちは
ますますイライラを募らせてしまいます。

自　分：「どうしたの？最近、イライラしてるね！…… 何かあった？」

Eさん：「何でもないよ。大丈夫だから ……」

自　分：「ふ〜ん。わかってるんだってば！あのことでしょ。あのこと ……」

Eさん：「…… 違うって！いいから …… 放っておいてくれるかな ……」

自　分：「ハイハイ！わかってるんだってば ……。それより、明日はちゃんとしてよ！」

Eさん：「……」　自分は「（言わなくてもEさんのことは）わかってる」という態度、また「ハイハイ」と明らかに適当な相槌で余計
にEさんを苛立たせています。さらに、「ちゃんとしてよ！」と曖昧な言葉と上から目線で、Eさんを叱っています。

望ましい「声かけ」を作ってみよう（みんなの前で紹介してみよう）

自　分：「Eさん、何だかイライラしてるみたいだけど、大丈夫？何かあったの？」

Eさん：「何でもないよ！気のせいだから ……」

自　分：「そうかなぁ。いつものEさんと何となく違うような気がして …… 私はちょっと心配！私でよかったら、話
　　　　を聞かせてくれない？何かお手伝いできるかもしれないから ……」

Eさん：「……」

自　分：「…… 言いたくなければいいんだよ。私は、ただ心配になっただけだから ……」

Eさん：「ありがとう …… ちょっと部活でね！心配してくれて悪いね！」

お友だちは話しかけてもらえてよ
かったという気持ちになります。

○もしEさんのことを相談するとしたら ……

どこへ？　だれに？　保健室の養護の先生　担任の先生　部活の先生

どうやって？　一緒に付き添って行く　先生に自分からお友だちの様子を知らせる

（　）<ruby>年<rt>ねん</rt></ruby>（　　　　）<ruby>番<rt>ばん</rt></ruby>

お<ruby>友<rt>とも</rt></ruby>だち（Ｆさん）の<ruby>雰囲気<rt>ふんいき</rt></ruby>・<ruby>心<rt>こころ</rt></ruby>を<ruby>見<rt>み</rt></ruby>て<ruby>感<rt>かん</rt></ruby>じて<ruby>声<rt>こえ</rt></ruby>かけをしてみよう

Ｆさん

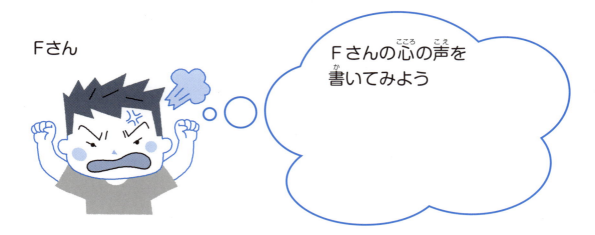

Ｆさんの<ruby>心<rt>こころ</rt></ruby>の<ruby>声<rt>こえ</rt></ruby>を<ruby>書<rt>か</rt></ruby>いてみよう

① このお<ruby>友<rt>とも</rt></ruby>だち（Ｆさん）が、<ruby>困<rt>こま</rt></ruby>っていることはなんだろう？

② あなたは、Ｆさんに どんな<ruby>声<rt>こえ</rt></ruby>かけする？

③ あなたは、Ｆさんのことを どこに だれに<ruby>相談<rt>そうだん</rt></ruby>する？

＊<ruby>近<rt>ちか</rt></ruby>くのお<ruby>友<rt>とも</rt></ruby>だちと<ruby>話<rt>はな</rt></ruby>してみよう

（ 5 ）年（　8　）番

お友だち（Fさん）の雰囲気・心を
見て感じて声かけをしてみよう

Fさん

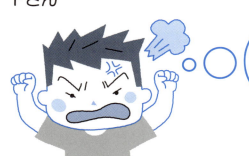

Fさんの心の声を
書いてみよう

とにかく暴れたい
何かに当たりたい
ボクをどうにかしてほしい

---

① このお友だち（Fさん）が、困っていることはなんだろう？

とにかく何かに腹を立てている、手がつけられない感じ
ムカついている、ピリピリしている、一触即発状態など

---

② あなたは、Fさんに どんな声かけする？

「Fさん、何かあったの？私で良かったら、話を聞こうか」
「Fさん、私に何かできることない？」
＊ものに当たって手が付けられなければ、黙ってすぐに先生に報告する
＊何も言わないで知らんぷりはNG！

---

③ あなたは、Fさんのことを どこに だれに相談する？

担任・副担任の先生、養護教諭
＊予め、自分が困ったとき、自分がヘルプを出せる人（資源）を
　リストアップしておくこと！

＊近くのお友だちと話してみよう

（　）年（　　　　　）番

お友だちと話し合ってみよう

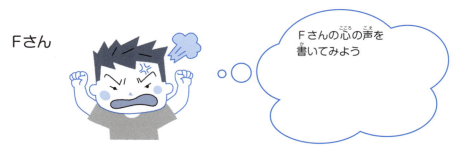

Fさん

Fさんの心の声を書いてみよう

次のFさんとの会話のどこがいけないか考えてみよう

パターンⅠ

自　分：「Fさん、何かあったの？　どうしてそんなに怒っているの？」

Fさん：「怒ってなんかないよ！どうしてそんなこと言うんだ！」

自　分：「だって、言うことが冷たいし、イヤな感じだよ！私が何か悪いことでもした？」

Fさん：「関係無いから、放っておいて！うるさいんだよ！あっち行け！」

自　分：「せっかく人が心配して声かけたのに、もう勝手にしたらいいさ！」

Fさん：「ふん！」（＊ものを投げたり、誰かに当たるかも ……）

パターンⅡ

自　分：「どうしたんだ？　何に腹を立ててるんだ？」

Fさん：「何でもないよ。 …… しんどいだけ …… 学校にいたくないんだ！帰ろうかな！！」

自　分：「ふ～ん。しんどくて帰りたいなら、帰ってもいいんじゃない？一緒に帰るよ！心配だし！」

Fさん：「そう？　悪いな ……」

自　分：「いいんだって！友達じゃないか！学校出て、気晴らしにどこか行こう！」

Fさん：「うん。そうしよう！ありがとう！」

望ましい「声かけ」を作ってみよう

自　分：「　　　　　　　　　　　　　　　　　　　　　　　　　　　　」

Fさん：「　　　　　　　　　　　　　　　　　　　　　　　　　　　　」

自　分：「　　　　　　　　　　　　　　　　　　　　　　　　　　　　」

Fさん：「　　　　　　　　　　　　　　　　　　　　　　　　　　　　」

自　分：「　　　　　　　　　　　　　　　　　　　　　　　　　　　　」

Fさん：「　　　　　　　　　　　　　　　　　　　　　　　　　　　　」

○もし相談するとしたら ……

どこへ？　だれに？

どうやって？

（ 1 ）年（　　 2 　　）番

お友だちと話し合ってみよう

Fさん

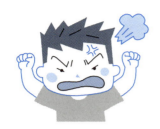

Fさんの心の声を
書いてみよう

何かにヤツ当たりしたい
叫びたい！
暴力をふるいたい！

次のFさんとの会話のどこがいけないか考えてみよう

パターンⅠ 「逆ギレ」をしてしまい、お友だちはますますイライラを募らせてしまいます。

自　分：「Fさん、何かあったの？　どうしてそんなに怒っているの？」

Fさん：「怒ってなんかないよ！どうしてそんなこと言うんだ！」

自　分：「だって、言うことが冷たいし、イヤな感じだよ！私が何か悪いことでもした？」

Fさん：「関係無いから、放っておいて！うるさいんだよ！あっち行け！」

自　分：「せっかく人が心配して声かけたのに、もう勝手にしたらいいさ！」

Fさん：「ふん！」（＊ものを投げたり、誰かに当たるかも……）

相手への心配から始まった会話が、自分に攻撃されたと感じ、自分への守りに入ってしまい、売り言葉に買い言葉になってしまっています。

パターンⅡ 「相手の便乗」になり、お友だちに間違った共感と提案になり、相手のためになりません。

自　分：「どうしたんだ？　何に腹を立ててるんだ？」

Fさん：「何でもないよ。……しんどいだけ……学校にいたくないんだ！帰ろうかな！！」

自　分：「ふ〜ん。しんどくて帰りたいなら、帰ってもいいんじゃない？一緒に帰るよ！心配だし！」

Fさん：「そう？　悪いな……」

自　分：「いいんだって！友達じゃないか！学校出て、気晴らしにどこか行こう！」

Fさん：「うん。そうしよう！ありがとう！」

Fさんのことを思っての声かけが、Fさんのためになっていません。提案も学校のルールを無視することにつながってしまうかもしれません。

望ましい「声かけ」を作ってみよう（みんなの前で紹介してみよう）

自　分：「Fさん、何があったの？　どうしてそんなに怒ってるの？」

Fさん：「怒ってなんかないよ！どうして、そんなこと聞くの？」

自　分：「どうしてって……何かいつものFさんじゃないようで、私は、ちょっと心配……。私でよかったら、話を聞かせてくれない？」

Fさん：「余計なお世話なんだよ！放っておいてくれる」（＊ものを投げるマネをする）

自　分：「……言いたくなければいいんだよ。私は、ただ心配になっただけだから……」

急いで先生に報告に行き、支援を求めることが大切！それがFさんのためだけでなく、自分のためにも、お友達のためにもなるのです。

○もしFさんのことを相談するとしたら……

どこへ？　だれに？　保健室の養護の先生　担任の先生　部活の先生

どうやって？　一緒に付き添って行く　先生に自分からお友だちの様子を知らせる

（　）年（　　　　）番

友だち（G・Fさん）の雰囲気・心を
見て感じて声かけをしてみよう

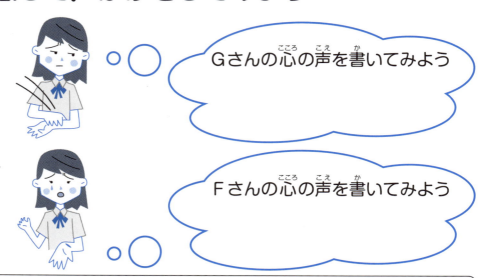

Gさんの心の声を書いてみよう

Fさんの心の声を書いてみよう

① この友だち（G・Fさん）が、困っていることはなんだろう？

② あなたは、G・Fさんにどんな声かけをする？

③ あなたは、G・Fさんのことを、どこに、だれに相談する？

＊近くのお友だちと話してみよう

（ 6 ）年（ 9 ）番

友だち（G・Fさん）の雰囲気・心を見て感じて声かけをしてみよう

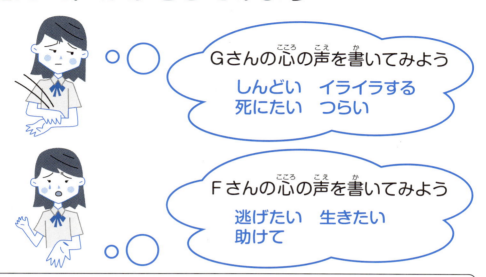

Gさんの心の声を書いてみよう

しんどい　イライラする
死にたい　つらい

Fさんの心の声を書いてみよう

逃げたい　生きたい
助けて

① この友だち（G・Fさん）が、困っていることはなんだろう？

現状がイヤ　どうしようもなくしんどい　自分でも気づか
ないうちに切る　安定剤になってしまう(生きるために切る)

② あなたは、G・Fさんにどんな声かけをする？

「Gさん、何かあったの？私で良かったら、話を聞こうか」
「Fさん、私に何かできることない？」
＊見て見ぬふりは、NG！　見て驚いて避けるのも、NG！
＊何も言わないで知らんふりは、NG！

③ あなたは、G・Fさんのことを、どこに、だれに相談する？

担任・副担任の先生、養護教諭
＊予め、自分が困ったとき、自分がヘルプを出せる人（資源）を
　リストアップしておくこと！

＊近くのお友だちと話してみよう

（　）年（　　　　　）番

（リスカの傷を見たとき）お友だちと話し合ってみよう

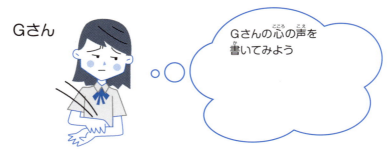

Gさん

Gさんの心の声を
書いてみよう

次のGさんとの会話のどこがいけないか考えてみよう

パターンⅠ

自　分：「Gさん、最近、手首に傷あるみたいだけど、なんで？」

Gさん：「ええ〜！そんなことないけど …… どうして？」

自　分：「だって、もしかしてリスカじゃないの？ 痛いでしょ！」

Gさん：「全然！ むしろ気分がスッキリするの。でも絶対誰にも言わないで！！」

自　分：「ふーん、スッキリ！じゃあ仕方ないね！わかった。誰にも言わない！」

パターンⅡ

自　分：「ごめん。見てしまったんだけど …… 。なんでそんなことをするのよ！」

Gさん：「なんでもないよ。本当に、なんでもないから …… 」

自　分：「そんなわけないでしょう！もうやめて！そんなもの、見せないで！！」

Gさん：「別に見せてないって！放っておいてくれる？」

自　分：「放っておけない友だちだもの。絶対にやめて！やめなかったら友だちやめるよ！」

望ましい「声かけ」を作ってみよう

自　分：「　　　　　　　　　　　　　　　　　　　　　　　　　　　　　　　　」

Gさん：「　　　　　　　　　　　　　　　　　　　　　　　　　　　　　　　　」

自　分：「　　　　　　　　　　　　　　　　　　　　　　　　　　　　　　　　」

Gさん：「　　　　　　　　　　　　　　　　　　　　　　　　　　　　　　　　」

自　分：「　　　　　　　　　　　　　　　　　　　　　　　　　　　　　　　　」

Gさん：「　　　　　　　　　　　　　　　　　　　　　　　　　　　　　　　　」

○もし相談するとしたら ……

どこへ？　　だれに？

どうやって？

（6）年（ 9 ）番

（リスカの傷を見たとき）お友だちと話し合ってみよう

Gさん

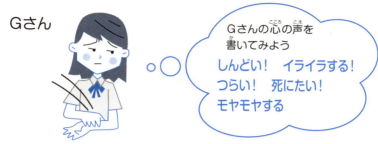

Gさんの心の声を
書いてみよう

しんどい！ イライラする！
つらい！ 死にたい！
モヤモヤする

次のGさんとの会話のどこがいけないか考えてみよう

パターンⅠ 「相手への同調・引き下がり」で、間違った共感。相手のためになりません。

自 分：「Gさん、最近、手首に傷あるみたいだけど、なんで？」

Gさん：「ええ〜！ そんなことないけど…… どうして？」

自 分：「だって、もしかしてリスカじゃないの？ 痛いでしょ！」

Gさん：「全然！ むしろ気分がスッキリするの。でも絶対誰にも言わないで！！」

自 分：「ふーん、スッキリ！じゃあ仕方ないね！わかった。誰にも言わない！」

心配して声かけをしたのに、Gさんの「スッキリ」に共感し、リスカを容認することになっています。誰にも言わないことが友達だと勘違いしています。

パターンⅡ 「否定と脅し」になり、Gさんはさらに切りたくなってしまいます。

自 分：「ごめん。見てしまったんだけど……。なんでそんなことをするのよ！」

Gさん：「なんでもないよ。本当に、なんでもないから……」

自 分：「そんなわけないでしょう！もうやめて！そんなもの、見せないで！！」

Gさん：「別に見せてないって！放っておいてくれる？」

自 分：「放っておけない友だちだもの。絶対にやめて！
　　　　やめなかったら友だちやめるよ！」

「頭ごなしで決めつけ」発言が余計に傷つけています。アディクション化したリスカは、自分の意志の力でコントロールできなくなっていますから、相手を思っての声かけが、相手のためになっていません。自傷をする友だちの中には、虐待経験や不当な支配や自分の存在否定の体験を持っている人が少なくないことをわかっておくべきです。

望ましい「声かけ」を作ってみよう（みんなの前で紹介してみよう）

自 分：「ごめん。見てしまった。痛かったでしょ。大丈夫？」

Gさん：「え！ なんでもない。大丈夫だから……」

自 分：「…… そう！ でも …… 私は、心配……」

Gさん：「……」

自 分：「もし …… 私で役に立てることがあったら、いつでも相談にのるよ！ なんでも言ってね（一緒に先生との
　　　　相談にもついていくよ！）」

自傷行為はエスカレートし、命に関わる可能性もあります。早めに信頼できる大人につなぎ、適切な支援を得ることが必要です。

○もしGさんのことを相談するとしたら……

どこへ？ だれに？ 保健室の養護の先生　担任の先生　部活の先生

どうやって？ 一緒に付き添って行く　先生に自分から友だちの様子を知らせる

99

（　　）年（　　　　　　）番

（リスカを打ち明けられた）お友だちと話し合ってみよう

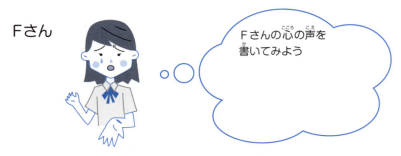

Fさん

Fさんの心の声を
書いてみよう

次のFさんとの会話のどこがいけないか考えてみよう

パターンⅠ

Fさん：「リスカしてしまった！やめられないの …… どうしよう！」

自　分：「何でやめられないの？誰かのマネ？目立とうとしてバカじゃないの！」

Fさん：「マネじゃないし、気をひきたいわけでもないよ …… ごめん」

自　分：「親からもらった身体なんだから大切にしないとダメ！心配で言ってるのよ！わかってる？」

Fさん：「わかってるけど …… 言わないほうがよかったね！」

自　分：「そういうわけではないけど。聞きたくはなかったね！」

パターンⅡ

Fさん：「実は …… リスカしてるんだ、私！切るのがやめられない……どうしよう！」

自　分：「どうしようって、そんなことして何の意味があるの …… やめなよ！」

Fさん：「やめられないよ……」

自　分：「リスカしてあなたを傷つけてると、私の心も傷ついてしまうよ！！」

Fさん：「 …… そんなふうに言われると罪悪感でいっぱいになってしまう …… 」

自　分：「そう思ってくれるのなら、私のために絶対にやめてね！心が痛むから …… 約束だよ！」

望ましい「声かけ」を作ってみよう

自　分：「　　　　　　　　　　　　　　　　　　　　　　　　　　　　　　」

Fさん：「　　　　　　　　　　　　　　　　　　　　　　　　　　　　　　」

自　分：「　　　　　　　　　　　　　　　　　　　　　　　　　　　　　　」

Fさん：「　　　　　　　　　　　　　　　　　　　　　　　　　　　　　　」

自　分：「　　　　　　　　　　　　　　　　　　　　　　　　　　　　　　」

Fさん：「　　　　　　　　　　　　　　　　　　　　　　　　　　　　　　」

○もし相談するとしたら……

どこへ？　　だれに？

どうやって？

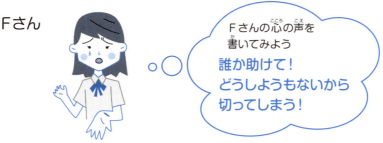

（１）年（　２　）番

（リスカを打ち明けられた）お友だちと話し合ってみよう

Ｆさん

Ｆさんの心の声を
書いてみよう

誰か助けて！
どうしようもないから
切ってしまう！

次のＦさんとの会話のどこがいけないか考えてみよう

パターンⅠ ← 「決めつけ」から自分を守るための「防衛」になってしまい、Ｆさんを否定しています。

Ｆさん：「リスカしてしまった！やめられないの …… どうしよう！」

自　分：「何でやめられないの？ 誰かのマネ？ 目立とうとしてバカじゃないの！」

Ｆさん：「マネじゃないし、気をひきたいわけでもないよ …… ごめん」

自　分：「親からもらった身体なんだから大切にしないとダメ！ 心配で言ってるのよ！ わかってる？」

Ｆさん：「わかってるけど …… 言わないほうがよかったね！」

自　分：「そういうわけではないけど。聞きたくはなかったね！」

> 相手を心配している気持ちはあるのに、一般論から説教、叱責になっています。リスカそのものを過度に否定してしまい、Ｆさん自身を否定することにつながっています。

パターンⅡ ← 「脅し」になってしまい、Ｆさんはますます自分を責め、切りたくなってしまいます。

Ｆさん：「実は …… リスカしてるんだ、私。切るのがやめられない …… どうしよう！」

自　分：「どうしようって、そんなことして何の意味があるの …… やめなよ！」

Ｆさん：「やめられないよ …… 」

自　分：「リスカしてあなたを傷つけてると、私の心も傷ついてしまうよ！！」

Ｆさん：「 …… そんなふうに言われると罪悪感でいっぱいになってしまう …… 」

自　分：「そう思ってくれるのなら、私のために絶対にやめてね！
　　　　　心が痛むから …… 約束だよ！」

> 友だちという立場を利用した強引な説得になっています。自分の告白が友だちを余計に傷つけたと思い罪悪感を募らせる結果になります。まだ「脅迫」してできない約束をさせてしまうと、二度と正直な自分の気持ちを言えなくなります。結果、相手を追い詰めて孤立させてしまうのです。

望ましい「声かけ」を作ってみよう（みんなの前で紹介してみよう）

Ｆさん：「リスカがやめられなくて …… どうしよう！」

自　分：「そうなんだ！しんどいね。でも、そうやって辛い毎日を乗り越えてきたんだね！しんどいね！」

Ｆさん：「 …… そう。しんどいんだ …… でも誰にも言わないでね！」

自　分：「誰にも言えないほどしんどいんだね …… 。それなのに言ってくれてありがとう！私は心配 …… ねえ ……
　　　　　私では、相談にのれないかな …… 」

Ｆさん：「 …… そんなことないけど …… ありがとう …… 」

自　分：「いつでも相談にのるよ！何でも言ってね（一緒に先生との相談にもついていくよ！）」

○もしＦさんのことを相談するとしたら ……

どこへ？　だれに？　保健室の養護の先生　担任の先生　部活の先生

どうやって？　一緒に付き添って行く　先生に自分から友だちの様子を知らせる

先生へお願い

①子どものリストカットを決して無視せず、無理にやめさせることもしない！

　リストカットをしている子どもたちは、怒りや不安・緊張、絶望感、孤立感など不快な感情を独力で軽減しようと、行き場のない辛い気持ちと孤独に闘っています。またリストカットは、ネグレクトや虐待、自分を否定され続けてきた体験、家庭の機能不全との関係も示唆されており、子どもたちは私たちの想像以上の苦痛を経験しているのです。

　つまり、子どもたちは、そのどうしようもない気持ちを自分の中に抱えておくことができなくて、リストカットをして自分の中から苦痛を取り除こうとしています。リストカットを無理にやめさせることは、とても危険です。なぜなら子どもたちは「生きるために」切っているからです。また、注目を浴びたくてわざと切っているのではなく、多くは解離状態で衝動的にやっています。リストカットが繰りかえされると痛みに対する耐性が獲得され、どんどんエスカレートしてしまいます。リストカットには依存性があり、将来の自殺のリスクを高めるともいわれています。ポイントは、子どものリストカットを冷静に捉えて、リストカットそのものにではなく、その子どもの心の声にしっかりと耳を傾けるようにすることです。

②私メッセージ「あなたのことが心配」は効果あり！
　気持ちの押しつけやリストカットの理由詮索、過剰反応や過少反応はNG！

　子どもは、リストカットをすることで、SOSサインを出しています。リストカットという行為にではなく、リストカットをしてしまう子どもの気持ちに共感した声かけをします。「なぜリストカットしたの？」と聞くより、「しんどかったね！何かあったの？」と聴くほうが、子どもは答えやすく楽になります。しかし、多くの子どもは、リストカットの原因など、自分では説明できません。はっきりしていないことが多く、孤独を感じてしまうがゆえに自分の存在を確認する手段として、リストカットを繰り返すようになっているのです。そんな気持ちに共感でき「この人にはSOSを出していいんだ！」と思える信頼できる大人とのつながりが重要になってきます。大切なことは、リストカットをやめさせることでなく、子どもの心の声を聴き続け、子どもへの支援をし続けることなのです。

　対応を間違うと行動化がエスカレートしてしまうことになるので要注意です。例えば、リストカットしたときだけ真剣に対応したとします。子どもは「先生は、リストカットしたときだけ真剣に話を聴いてくれる。リストカットしないと話を聴いてくれない」と考え、リストカットが激しくなります。度重なるリストカットのときほどあっさりと対応し、別の日を設けてゆっくり話を聴くと告げるほうが、よい方向に向

かう場合があるのです。また子どもは「リストカットのことを、特に親には内緒にしてほしい。でもその半面、伝えてほしい」と心の中でモヤモヤした気持ちを持っていることがあります。子どもは、リストカットに対する親の反応を恐れています。その場合、子どもにとって親の存在が、安全でやすらげる場所にはなってはいないからかもしれません。是非、先生には、子どもたちの信頼できる存在になっていただきたいと切に望みます。子どもの気持ちに十分共感したうえで、子どもを説得し親に伝える必要がでてくるかもしれません。リストカットの傷の状態によっては自殺の危険性が伴うので、管理職にも早急に相談し病院受診をすすめるなど早急な対応をする必要も出てきます。

③先生自身が困ったときの SOS の受信先を確保して、手をつなぐ！

　子どもの SOS のサインを見逃さないこと、そしてそのサインに応えることはとても大切です。そのためには、先生が SOS を出したとき、気づいてもらえる上司や同僚など仲間の存在が必要です。

　私は、生徒に対して「さし出した手は絶対に引っ込めない」と豪語していますが、私にも、さし出されている手がたくさんあります。自分が無理だと思ったら別の人の手を借りましょう。支援する側が共倒れしないように。私たちは、子どもの利益を最優先に考えて手をつなぎます。まず学校内に、次に学校外に思いを巡らし、自分がつながる資源を書き込みます（図）。このメモは、自分の持つ資源を視覚的に知る助けになります。

　子どもを中心に、それぞれ関わる先生たち各専門家同士が、子どもの問題点を明確化し共有し対応していくことが必要です。定期的にケース会を開催したり、支援計画を立てたり見直したりする機会を設ける、すなわち顔の見える関係づくりです。

　「手をつなぐ」ということは、子どもの利益を最優先に、それぞれの役割と責任を自覚し、お互いの信頼関係に基づいた一貫性のある支援と対応をどのようにすれば導きだすことができるかを考えることなのです。「どの角度で手をさし出すか、どのように手をさしのべるか……」が大切になってくるのです。

　ささやかではありますが、本ワークが、先生や子どもたちのお役に立てればと思います。

自分の SOS 発信メモ

（　）年（　　　　　）番

お友だち（Hさん）の様子を 見て感じて声かけをしてみよう

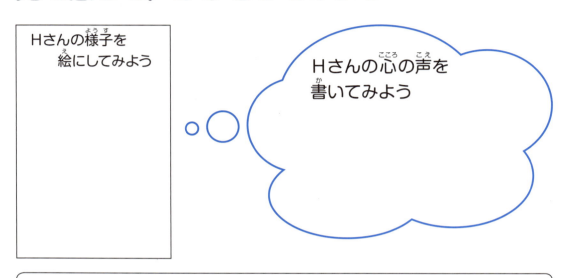

Hさんの様子を 絵にしてみよう

Hさんの心の声を 書いてみよう

① このお友だち（Hさん）が、困っていることはなんだろう？

② あなたは、Hさんに どんな声かけする？

③ あなたは、Hさんのことを どこに だれに相談する？

＊近くのお友だちと話してみよう

（　　）年（　　　　　　　）番

お友だちと話し合ってみよう

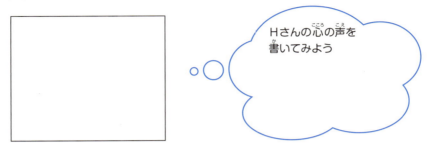

Hさんの心の声を
書いてみよう

次のHさんとの会話で、いけないパターンを考えてみよう

自　分:「　　　　　　　　　　　　　　　　　　　　　　　　　　」
Hさん:「　　　　　　　　　　　　　　　　　　　　　　　　　　」
自　分:「　　　　　　　　　　　　　　　　　　　　　　　　　　」
Hさん:「　　　　　　　　　　　　　　　　　　　　　　　　　　」
自　分:「　　　　　　　　　　　　　　　　　　　　　　　　　　」
Hさん:「　　　　　　　　　　　　　　　　　　　　　　　　　　」
自　分:「　　　　　　　　　　　　　　　　　　　　　　　　　　」
Hさん:「　　　　　　　　　　　　　　　　　　　　　　　　　　」
自　分:「　　　　　　　　　　　　　　　　　　　　　　　　　　」
Hさん:「　　　　　　　　　　　　　　　　　　　　　　　　　　」

Hさんとの望ましい「声かけ」を作ってみよう

自　分:「　　　　　　　　　　　　　　　　　　　　　　　　　　」
Hさん:「　　　　　　　　　　　　　　　　　　　　　　　　　　」
自　分:「　　　　　　　　　　　　　　　　　　　　　　　　　　」
Hさん:「　　　　　　　　　　　　　　　　　　　　　　　　　　」
自　分:「　　　　　　　　　　　　　　　　　　　　　　　　　　」
Hさん:「　　　　　　　　　　　　　　　　　　　　　　　　　　」
自　分:「　　　　　　　　　　　　　　　　　　　　　　　　　　」
Hさん:「　　　　　　　　　　　　　　　　　　　　　　　　　　」
自　分:「　　　　　　　　　　　　　　　　　　　　　　　　　　」
Hさん:「　　　　　　　　　　　　　　　　　　　　　　　　　　」

○もし相談するとしたら ……

どこへ?　だれに?
どうやって?

105

子どもの状態ミニ知識
～子どもの気持ちの裏に潜んでいるかもしれない心の病～

1. 子どもの身体表現性障害・心身症

　ストレスにより、不安やイライラなど精神面の症状に加え、身体疾患では説明できない身体症状（腹痛、悪心、膨満感、息切れ、胸痛、排尿困難、身体の痛みなど）を呈したものを身体表現性障害と呼び、元々の身体疾患（気管支ぜんそくなど）がストレスで増悪し、精神的に不安定な状態をきたしたものを心身症と呼びます。子どもでは心身の関係が未熟・未分化であり、精神的ストレスが身体症状化しやすいことが特徴的で、不定愁訴を呈する子どもが多く見られます。立ちくらみや朝起き不良、全身倦怠感、食欲不振などを呈し、起立性調節障害（OD）と診断される子どももいます。まずは身体症状を精神的なものと決めつけずに、小児科等で身体疾患がないかどうかしっかりチェックする事が大切となります。ストレスを軽減するための環境調整とともに、対症療法的に頭痛薬や胃腸薬、抗不安薬などが処方される場合もあります。

2. 子どもの気分障害（うつ病・躁うつ病）

　うつ病は、大人の疾患と考えられてきましたが、子どもにもうつ病は存在します。1980年以前は、小児のうつ病については稀な疾患と考えられてきましたが、欧米等の研究から、一般人口における子どものうつ病の有病率は児童期（12歳未満）では0.5～2.5%、青年期（12～17歳）になると2.0～8.0%と大人の割合とほぼ同じ程度に存在することがわかってきました。

　また2003年に、文部科学省と北海道大学の児童精神科医である傳田教授らのチームによって、わが国で初めて一般の小・中学生の大規模調査が行われ、抑うつ傾向の子ども達の割合は全体の13.0%と、諸外国と比べても高い値であったことが指摘されています（男子9.8%、女子15.8%、小学生7.8%、中学生22.8%）。また、抑うつ群のうち本当にうつ病と診断されるものが20%と仮定すると、約2.6%（小学生1.6%、中学生4.6%）がうつ病であると推定されています。うつ病の原因は明らかではありませんが、生物学的要因（脳内の神経伝達物質の脆弱性や遺伝）、心理的要因（なりやすい性格（几帳面、真面目等）、近親者の不幸等などのライフイベント）、社会的要因（長引く不況、核家族化による孤立など）など様々な要因が複雑に関連していると考えられています。

　うつ病は、身体症状と精神面の症状からなり、全体のエネルギーが低下した状態が一定期間（2週間以上）持続することが特徴で、主な症状としては、抑うつ気分、興味や喜びの減退、体重減少（ときに過食）、不眠（ときに過眠）、精神運動性の焦燥あるいは制止、疲労感あるいは気力の減退、無

価値観あるいは過剰な罪悪感、思考力・集中力の低下、自殺念慮・自殺企図等があげられます。子どものうつの特徴としては、抑うつ気分のかわりにイライラした気分の訴えがよく見られ、体重減少の代わりに期待される体重増加が見られないことがあげられています。また大部分の子どもは、大人のように抑うつ気分や抑制症状を自覚・認識し、言葉で表現することが容易ではなく、表情、態度、身体症状などで表す場合が少なくありません。小児のうつ病の症状は、身体症状のほうがより自覚されやすく、睡眠障害（中途覚醒や早朝覚醒があればより疑う）、食欲の変化、倦怠感、日内変動（朝調子が悪く、夕方に少し軽快する。日曜日や夏休みなどもこのような状態が続くとより疑う）、身体症状（頭痛、腹痛、肩こり、胸が苦しい、動悸など）が生じます。また、行動面での症状として、「学校にいけない」「人に会いたくない」「家にひきこもる」「一日中寝てばかりいる」「部屋から出てこない」などの訴えが多く、しばしば怠け者やわがままに見えたり、病院受診で適応障害と診断されることもあり、うつ病の可能性がないか注意が必要です。

　治療については、薬物療法（選択的セロトニン再取り込み阻害薬〔SSRI〕など）と精神（心理）療法を併用します。子どもへの対応は、大人のようにただ単に休ませればいいというわけではなく、生活リズムを崩さない工夫が必要になるようです。

　また、うつ状態と躁状態が混在し、易刺激性や情緒不安定な混乱状態を呈する子どもの場合、躁うつ病の可能性を考える必要があります。うつ病と治療法が異なるので注意が必要です。

3.　子どもの不安障害

　子どもの不安障害としては、児童期に特有な分離不安障害や選択的緘黙、思春期になると社交不安障害などが増えてきます。一般的な不安反応には、心悸亢進、ふるえ、赤面、発汗などがあり、過換気発作の形をとることもあります。子どもの場合は、これらの他に、大声で泣く、かんしゃくを起こす、動作が止まってしまうこともあります。子どもの多くがさまざまな不安を抱えますが、自己防衛行動とも考えられ、発達上の課題で生じる不安を一つひとつ乗り越えることで、人格の成長を促す側面もあります。そのため正常不安と病的不安を区別することがしばしば困難です。

　分離不安障害は、長く持続して母親や家庭と離れるときに強い恐れや不安を呈することをいいます。ただし、子どもが親から離れる際に不安を感じることは必ずしも異常とはいえず、年齢相応に過剰な不安であることで診断が下されます。治療では安心感と親との関係性の回復がキーワードとなり、子どもだけでなく、親の心理的背景にも注目して関わることが重要となります。

選択的緘黙は場面緘黙ともいい、家では不自由なく話ができるのに、学校や公共の場面では緊張して喋れないなどの症状を示します。しばしば社交不安を併存し、しゃべらない子としてアイデンティティが確立している子も多く、無理にしゃべることを強要せず、遊戯療法などの非言語的な関わりを通して、人前で話すことへの緊張や不安を自覚し、社会的場面を回避せずに行動できることを目標にしていきます。

社交不安障害では、教室で朗読したり、会話に参加したりするなどの社会交流場面で恥をかくことを恐れ、そうした場面を避けようとします。SSRIによる薬物療法や、「気分や感情は、天気と同じように自分でコントロールできるものではなく、時間が経つと自然に落ち着いてくるもの。不安な感情や症状はそのままにして、今日すべきことをやっていこう」といった考えをベースにした森田療法や認知行動療法が有効とされます。

4. 子どもの強迫性障害

反復的な強迫行為（手を洗う、心の中で数を数えるなど）と強迫思考（ドアノブに触ると手が汚れるなど）からなる強迫症状を主訴とするもので、強い苦痛と時間の浪費のために日常生活がうまくいかなくなります。子どもの場合は、強迫行為がばかげたこと（不合理）を自ら認識していないことが多く、特に母親を症状に巻き込むことが多いといわれています。繰り返し確認させたり、同じ行動をとらせたり、自らの強迫行為を見るよう求めたり、母親の行動をいちいち細かく指示したりする状態です。受け入れられないと不安・焦燥が強くなり、かんしゃくを起こし、時には家庭内暴力へと発展します。

強迫性障害の子どもに対しては、まずは本人と治療者間の信頼関係の確立、そして本人と保護者に対する病気への心理教育の二つが優先されます。適切な治療により改善することを説明し、症状を持ちながらも、なるべく普通の生活をしていく、といった生活指導を行います。不安が強まることで強迫行為を繰り返すため、不安の少ないものから我慢していき（曝露反応妨害法など）、時間とともに不安が軽減することを体験させます。さらに薬物療法（SSRIや三環系抗うつ薬など）も行われます。なお、他者を巻き込む行為が暴力的である場合は、入院治療が必要な場合もあります。

5．子どもの解離性障害・転換性障害（ヒステリー）

解離性障害では、あるときからぼんやりして何が起きているのかわからなくなったり、気がついたら手首を切っていたり、激しく怒ったり泣いたりおびえたり、幼児のような感じになったり、と普段とは異なった様子を見せるようになり、学校や家庭で問題となります。虐待や自然災害、事故などのトラウマとの関連が多く報告されていますが、それ以外にも対人関係に係る慢性的なストレスを外に表現できず、ストレスを溜め込んだ自分に耐え切れず、そこから逃れるために、遁走、健忘、別人格への転換が起こるとも言われており、いわゆる良い子で女性に多いといわれています。ADHD の不注意症状やてんかん発作と混同されることもあり、診断のためには身体的疾患の除外が必要です。

転換性障害では、ストレスや葛藤が身体症状に変化させられる過程があり、四肢、感覚器官、内臓器官の機能が変化させられ、様々な症状を呈します。疾病利得が強いものです。例えば、失立、失歩、失声、嚥下困難などの運動障害や感覚脱失、感覚鈍麻、視野狭窄、視力障害、聴力障害などの知覚障害が見られます。また、下痢、嘔吐、発疹、発熱、尿閉などの自律神経症状に転換されることもあります。

小児期や思春期では、ストレスが軽減すると症状がなくなるケースも多く見られるようです。信頼関係を築いた上で自己表現をすすめ、自分自身の人生を受け入れ、将来への希望を持てるように支援していくことが重要となります。

6．子どもの摂食障害

摂食障害は、過剰にやせたい願望を持ってしまうこころの病気で、思春期・青年期の女性に多く、男性の約 10 倍といわれています。ダイエットがきっかけで発症する子が多いですが、多様な生物学的・心理的・社会的ストレスが複雑に絡み合い、悪循環を起こす中で発症すると言われています。小児の場合は、過食嘔吐を伴わない神経性無食欲症制限型のタイプが多く、本来の体重から 85% 以下の体重が続く体重減少、体重増加への強い恐怖、ボディイメージの障害（痩せているのにお腹が出ていると感じる）などを呈します。低栄養のため、低体温、皮膚の乾燥、背部・四肢の産毛の産生、便秘、浮腫、無月経、徐脈、低血圧、脳萎縮による記憶力・集中力の欠如などを呈し、精神疾患の中で最も死亡率は高く、5 ～ 10% と言われています。治療は身体的治療と並行して、本人と家族に対し心理教育的アプローチを行っていきます。

7. 子どもの統合失調症

　妄想、幻覚、まとまりのない発語、ひどくまとまりのないまたは緊張病性の行動（興奮や昏迷〔意識はあるが無動・無言〕）、陰性症状（感情の平板化、思考の貧困、意欲の欠如、閉じこもり）が統合失調症の特徴で、13歳以前の発症は稀ですが、青年期以降に増加します。児童期発症の統合失調症では、前駆症状がみられる症例や潜伏性の発症が多い、幻視が見られるものがある、幻聴内容が不鮮明なものや一過性のものが多い、妄想体系の構築は稀である、感情易変性を示すことが多い、他者にまとわりつき安全の保障を求め続ける激烈な不安が存在する、発症前の幼児期に、運動、言語、認知の発達の遅れがある、対人行動異常など自閉症様の兆候が高率にみられる、といった特徴があり、近年、児童期発症の統合失調症と自閉症において、生物学的な共通基盤を示唆する報告があります。

　治療では、急性期には抗精神病薬を用いた薬物療法で精神症状を速やかに軽減させ、長期的な病的状態を減らし、回復期には薬物療法的なアプローチを含めた心理社会的治療を併せて行い、再発を防ぎ、復学や就業の支援をすること、さらに成人の統合失調症の治療サービスにつないでいくことが重要となります。

8. 子どもの発達障害

　「発達障害」とは、自閉症、アスペルガー症候群、その他の広汎性発達障害、学習障害、注意欠如・多動性障害（AD/HD）、その他これに類する脳機能の障害であって、その症状が通常低年齢において発現するもの、と発達障害支援法で定義されています。診断基準・診断名の変更で、現在は自閉症とアスペルガー症候群は自閉スペクトラム症（ASD）と定義されています。

　ASD では、社会性の障害、コミュニケーションの障害、想像力の障害とそれに基づく行動の障害の存在によって診断されます。社会性の障害は、親を求めない、視線が合わない、平気でどこかへ行ってしまうという幼児に特徴的な行動から、双方向の交流ができない、人の気持ちが読めないといった社会的相互反応の問題に発展します。コミュニケーションの障害は、言葉の遅れから始まり、言葉が出てくるようになるとオウム返し、疑問文による要求、会話の困難などの特徴がみられます。さらに言語能力が向上しても、比喩や冗談が分からないなど、会話による感情交流が難しいことが特徴となります。想像力の障害は、特定のものへの多彩なこだわり行動を示し、順番やものの位置のこだわりなど順序への固執が見られます。また聴覚や視覚（光など）、味覚、痛覚などへの感覚過敏や鈍麻など

感覚の問題も有することから、原因不明のかんしゃくなど様々なトラブルを生じることもあります。

　AD/HD は、不注意と多動、衝動性を特徴とする神経生物学的障害で、前頭葉の機能異常が大きな要因を占めていることが報告されています。幼少期には多動症状が目立ちますが、不注意は小学校で明らかになります。青年期では多動はあまり目立たず、じっとしていられない、我慢できないといった症状を呈するかもしれません。

　これらの発達障害特性に対して適切な治療と環境整備がなされないと、学習が損なわれ、自己評価が低くなり自尊感情が育たず、社会的な問題が生じ、家族に混乱と難問をもたらします。放置されると、反抗的問題行動と反抗対象に対する高い両価性が特徴的な反抗挑戦性障害、年齢相応に社会規範やルールが守れず、暴力行為を含めて、他人の権利を侵害したり、ものを破壊したりする行為が常習的に出現し、攻撃性と反社会性で特徴づけられる素行障害に移行する外在化障害を伴うケースや、不安や抑うつを呈し、不登校や引きこもりにつながる内在化障害を伴う場合があります。

　本人の特性を周囲が理解した上での環境調整が基本であり、対症療法として、多動・不注意・衝動性といった AD/HD 症状に対してはメチルフェニデートやアトモキセチンなど薬物療法が用いられる場合もあります。その他、ペアレント・トレーニングやソーシャルスキルトレーニング等、青年期・成人を通じて生涯にわたるケアの体制が求められています。

9. 子どもの愛着障害

　乳幼児が母親などの特別な人との間に形成する、強い愛情の絆を愛着と呼び、この絆が安定していることで、乳幼児は安全感・安心感を得て、以後の人生において安定した対人関係パターンを築くことができるとされています。愛着障害は不適切な愛着パターンしかもてない状態であり、反応性愛着障害と脱抑制型対人交流障害に分けられます。反応性愛着障害では、子どもは安楽や支え、保護、愛情を込めた養育のためのアタッチメントを進んでもつことができず、一方、脱抑制型対人交流障害では、ほとんど初対面の人に過度に馴れ馴れしい態度を示し、肝心な時になると養育者の元に帰ることを知らない子ども、すなわちはっきりとした依存対象を持ち得ていない対人様式に特徴づけられます。これらの愛着障害は、しばしば社会的ネグレクトと関連があり、発達の遅れがみられることもあります。愛着障害の治療では、幼少期に治療が可能であれば養育者へのサポートと治療教育が必要であり、思春期以降であれば今後の長い人生において、信頼できる友人や大人など信頼関係の作り直しが必要になってくると考えられます。

● プロフィール

岡田倫代（おかだ・みちよ）

香川県立観音寺第一高等学校（定時制）教諭。
香川大学大学院教育学研究科および医学系研究科社会環境病態医学環境医学部門専攻修了。香川大学医学部協力研究員。教育学修士、博士（医学）、臨床心理士、学校心理士スーパーバイザー、丸亀市発達障害児支援協働事業推進委員、観音寺市就学前児童親子相談事業および発達障害児巡回相談事業相談員、香川県警察親子カウンセリングアドバイザー。平成26年度文部科学省教育課題研修指導者海外派遣プログラムフィンランド研修にて「いじめ」について研究。また、ピア・サポートについても研究中。

・NHK総合テレビ番組『突撃アッとホーム』（平成26年11月8日放送）出演
・NHK総合テレビ番組『プロフェッショナル仕事の流儀』「10周年スペシャル　そして、新たな闘いへ」（平成27年1月4日放送）出演　ほか

中土井芳弘（なかどい・よしひろ）

徳島大学病院および香川県立丸亀病院精神科医を経て、独立行政法人国立病院機構四国こどもとおとなの医療センター児童精神科医長。
徳島大学医学部・大学院医学系研究科修了。精神保健指定医、日本精神神経学会専門医・指導医、日本児童青年精神医学会認定医、博士（医学）。発達障害をはじめとする児童精神科診療に取り組む。

藤川愛（ふじかわ・あい）

淀川キリスト教病院（内科系研修医）を経て、高松市保健所保健対策課主幹・産業医。
香川大学医学部・大学院医学系研究科修了。日本医師会認定産業医、日本公衆衛生学会認定専門家、博士（医学）。子どもから働く大人のメンタルヘルス対策に取り組む。

● **2分でできる**
子どものメンタルヘルスチェックシート

2016年8月25日　初版発行

編　著　　岡田倫代
著　者　　中土井芳弘・藤川愛
発行人　　安部英行
発行所　　学事出版株式会社
〒101-0021　東京都千代田区外神田2-2-3
電　話　　03-3255-5471
http://www.gakuji.co.jp/

© Michiyo Okada, Yoshihiro Nakadoi, Ai Fujikawa 2016, printed in Japan

編集担当　町田春菜
組版デザイン・装丁　中村泰宏
イラスト　喜多啓介
協力　谷杉精一
印刷・製本　新日本印刷（株）
落丁・乱丁本はお取り替えします。
ISBN978-4-7619-2263-4 C3037